U0320110

吞噬危机 I

细菌、病毒与人类命运

王哲（京虎子） 著

陕西新华出版传媒集团
陕西人民出版社

图书在版编目（CIP）数据

吞噬危机. 细菌、病毒与人类命运 / 王哲著. —西安：陕西人民出版社，2022.6
ISBN 978-7-224-14476-5

Ⅰ. ①吞… Ⅱ. ① 王… Ⅲ. ①医学史—世界—普及读物 ②病毒—医学史—世界—普及读物 Ⅳ. ①R-091 ②R511-49

中国版本图书馆 CIP 数据核字（2022）第 045318 号

出 品 人：赵小峰
总 策 划：刘景巍
出版统筹：关 宁 韩 琳
策划编辑：王 倩 王 凌
责任编辑：张启阳
装帧设计：哲 峰

吞噬危机——细菌、病毒与人类命运

作　　者	王 哲
出版发行	陕西新华出版传媒集团　陕西人民出版社
	（西安市北大街 147 号　邮编：710003）
印　　刷	陕西隆昌印刷有限公司
开　　本	880 毫米 × 1230 毫米　1/32
印　　张	8.125
字　　数	180 千字
版　　次	2022 年 6 月第 1 版
印　　次	2022 年 6 月第 1 次印刷
书　　号	ISBN 978-7-224-14476-5
定　　价	49.80 元

如有印装质量问题，请与本社联系调换。电话 029 - 87205094

写在前边的话

王 哲

《吞噬危机》第一版的丛书名叫《微战争》。

2014年初版的时候，我也没想到，不过数年，全球便陷入了一场"微战争"。这场人类与新型冠状病毒之间的战争持续至今，人类免疫力、现代医学的疫苗和药物与变异病毒之间，坚盾与利剑，几度攻守易位。作为当事者的我们，受当局者迷的局限。而在几百年后的人们眼中，它会是一场史诗级别的战争，如同这套丛书中描写的那些往事。

我不止一次说过，人类并没有走出瘟疫时代，这场新冠肺炎疫情就是强有力的证明。这次疫情终会结束，但还会有新的疫情发生。下一场疫情或许在几十年、十几年，甚至几年之后爆发。不确定的不是会不会爆发疫情，而是会爆发何种疫情，疫情会发展到何等程度。

过去两年的种种，对我们来说是特殊的经历。我们看到了微生物的变化莫测和强大的破坏力，看到了现代医学超强的应变能力，看到了疫情阴影之下的各色世相，更看到了人类在对抗微生物时，远远没有形成一个整体，很多事情只是历史重现。

瘟疫的传播史在历史研究领域较为冷门。但这场新冠肺炎疫情足以证明，瘟疫会改变历史的方向与进程。若干年后，当人类能够客观地评论这场疫情时，批评将会远远多于赞美。

在这场疫情之前，我们曾经天真地认为，人类与瘟疫对抗的历史会提供诸多经验和教训，从而避免悲剧的再次发生，然而事实证明，并没有。从这个角度考虑，重新回顾这段历史非常必要。这是再版这套图书的初衷。我也希望下次再版时，能够增加一些关于新型冠状病毒的内容。是为记。

目录　CONTENTS

BACTERIUM

细　菌
————

* * *

VIRUS

病 毒

———

BACTERIUM

细　菌

01 突破了一个局限

1676 年，荷兰，代尔夫特。

水道纵横的代尔夫特位于鹿特丹和海牙之间，是荷兰沿海的重要贸易中心之一，也是荷兰东印度公司的六大据点之一。17 世纪初，东印度公司在代尔夫特开始大量仿制青花瓷，逐渐以"代尔夫特蓝"享誉欧洲，代尔夫特也被称为"欧洲的瓷都"。

代尔夫特城里的大多数商人和手艺人都在为瓷器而忙碌着，但 44 岁的安东尼·范·列文虎克先生还是依旧干他布商的老本行，不管生意好坏，他的布店按时开门按时关门。如果没有客人的话，列文虎克便坐在桌子旁边，专心致志地鼓捣一种古怪的东西。

此时，他又拿着那种奇怪的东西在阳光下聚精会神地看着。

在外人眼中，这个装着玻璃镜片、带有长柄的东西，是一个魔镜，它能够把物体放大 275 倍。此刻，列文虎克在用它看一滴雨水。

水滴肉眼看上去是那么的清澈，列文虎克拿着这把魔镜仔细地看那滴纯净的水，突然间兴奋起来，因为他在水中看到了很多很多细小的生命。

列文虎克看到的东西是细菌，这是人类第一次借助显微镜看到微生物世界。列文虎克因此而声名大噪，欧洲上自王公贵族，下至平民百姓，很快就知道代尔夫特有一位科学大师。欧洲各地的知名人士不辞辛苦大老远地奔向这里，为的就是见列文虎克一面。这些人包括笛卡儿、斯宾诺莎、莱布尼茨、克里斯托弗·霍恩。不仅这些名人成了列文虎克的粉丝，王室中人也不例外，来到代尔夫特拜访列文虎克的有列支敦士登亲王、玛丽女王，西班牙国王卡洛斯二世也打算前来，可惜被一场风暴挡住了。

人们对代尔夫特这位布商如此推崇，是因为他让人类突破了一个局限，就是视力的局限。视力让我们能够看到周围五颜六色的世界，看到安全和危险；视力也让我们有了一种主观印象，觉得世界就是我们肉眼能够看到的一切。列文虎克让我们意识到这个世界绝不仅仅是这样，它还包括了另外一个我们肉眼不能看见的微观世界。微观世界中生活着各种微生物，细菌和病毒是其中的两个大类。微生物的数量要比人类或者其他动物的数量多多了。举一个例子，一小罐活性酸奶里面的乳酸菌可以达到200亿个，而地球上人类的总数只不过70亿而已。微生物不仅数量多，它的种类也比宏观世界中动植物的种类多很多很多倍。

从存在的时间上看，细菌从地球上有生命出现时就存在了，也就是说，它们出现在地球的年轻时代。

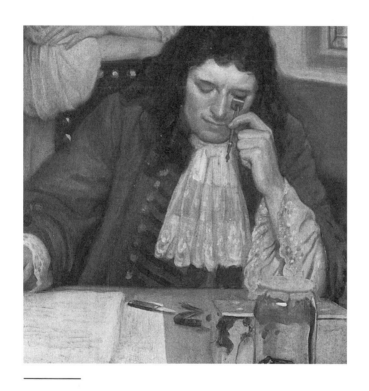

如果没有客人的话，列文虎克便坐在书桌旁，专心致志地鼓捣一种古怪的东西。

02 寄生的本质

　　年轻人朝气蓬勃，身体的各项机能都处于最旺盛的阶段，通常不会出现慢性疾病。进入中年后，身体的机能就处于渐渐衰退之中，新陈代谢开始迟缓，慢性病的苗头就开始出现了，身体也容易生病。人是这样，地球也是这样。

　　细菌对于地球来说不仅是无害的，而且是必不可少的。地球的生态环境是靠细菌来维持的，大量的细菌通过非常快速的繁殖，帮助自然界完成了生态循环，地球才能新陈代谢，正常地运转。举一个例子，人类每天会产生很多垃圾，这些堆积如山的垃圾从城市中运出去，埋起来。埋起来后细菌会把垃圾分解，变成无害的东西。美国的环保主义者干脆自己养能够分解垃圾的细菌，这些细菌能够把他们家里产生的垃圾都吃掉。如果没有细菌，地球就会走向死亡。

　　而当今人类的存在对于地球来说不仅不是必需的，有时反而是有害的。人类在几万年前对地球也是有益的，他们到处流浪，或者拾荒，或者打猎。前一种行为帮地球清理环境，后一种行为帮地球控制动物的数量。可是没有想到在人类文明进步的同时，产生了大量的废物，给自然界造成了越来越难以承受的压力。从1万年前开始，人类就已经成为地球患上慢性病的表征之一了。

有一类生物叫作寄生虫，这种生物居住在另外一种生物身上，从被寄生的生物身上获得营养，这些被寄生的生物就是寄生虫的宿主。对于地球来说，人类就像寄生虫，而且是致病的寄生虫。人类的存在严重地破坏了地球生态的平衡和循环，人类文明的进步，从农业革命到工业革命，都是对地球的沉重打击。人类的整体数量虽然不多，但平均每一个人所消耗的资源和造成的污染，要远远高于任何一种生物的单一个体，可以说正是人类让地球不再健康。

人类身上有很多细菌，我们的皮肤上每平方厘米起码有 10 万个细菌。细菌还生长在我们的身体内，尤其是消化道内。一个人身体内有 10 万亿个细胞，但人体内细菌的总数起码有 100 万亿，种类至少有 500 种，重量加起来有 1.3 公斤。不仅人是这样，其他宏观生物都是这样，都是细菌的宿主。

人的存在对于生活在人体内的细菌是至关重要的，但对于细菌这个种群则无所谓，因为细菌早在没有人类的时候就存在了。而对人类来说，细菌的存在是至关重要的，没有细菌，人类也无法存活。

自然界中的细菌除了将我们生产的废物转换成有用的东西之外，还为人类提供不可缺少的营养，参与重要的氮循环。植物从环境中以硝酸盐的形式吸收氮，动物吃植物，硝酸盐参与动物的蛋白合成，再通过动物粪便排泄到环境中，或者动物和植物死去后降解出硝酸盐；在自然界中，硝酸盐转换成亚硝酸盐，亚硝酸盐再转换成氮，这个循环的主角是细菌，细菌的酶将硝酸盐转换成亚硝酸盐。大气中的大部分氧气也是由细菌提供的，细菌还能净化水。土壤之所以能在几千年中不断地生长出供人类和牲畜食用的粮食，全是因为细菌使得土壤保持肥沃。

人身体内的细菌同样重要。在肠道中，细菌把我们吃进去的食物转换成身体需要的营养物质。我们肠道内的细菌还负责与进入肠道的有害细菌战斗，抑制它们的生长和繁殖。身体内的有益细菌是身体新陈代谢的一部分，也是身体防病抗病的一部分，没有这些细菌，就没有人类。

我们把地球当作大自然母亲，我们身体内的细菌同样把我们当作大自然母亲，它们也在尽力维持着这个大自然的生态平衡，也就是身体的健康状态。人类健康状态被破坏的一大原因是身体被外来细菌感染而生病，比如吃了不干净的食物会腹泻，一场腹泻下来，外来的细菌被排出体外，体内的有益细菌同样被大量地排出体外，造成肠道内菌群失调，要经过一段时间的调养恢复才能达到健康的状态。这个过程对于体内有益菌群来说，就和人类世界中的烈性传染病流行一样可怕。

电影里经常有描述外星人侵略地球的情况，以此来形容，致病细菌就好像入侵地球的外星人，由于它们是地地道道的外来生物，才会导致人体生病，甚至死亡。

世上万物都要按照自然规律存在，人这种生物也不例外。人体的设计完全是为了适应地球的生态环境，对于可能的危险，人体有自己的自动防御系统，可是为什么面对致病微生物有时却会束手无策？

03　地球的调控手段

中国的古人有一种怀旧情结，认为最美好的生活存在于远古。当然这只是一种美好的愿望，但这个怀旧情结有一点是有道理的。生活在尧舜时代的人基本上不会得传染病，他们的死因或者为营养不良，或者为意外，或者为仇杀。相比之下，现代人基本上是病死的。从这一点看，远古时代确实有值得我们后人怀念的东西。

可以说世上本来没有传染病，人多了之后才有了。

所谓传染病，就是能够在人与人之间传播的疾病。那些著名的慢性病比如心脏病等不属于传染病，因为我们不会因为跟一名心脏病患者接触的次数多了，就也得心脏病了。最典型的传染病如入秋到来年春天经常出现的流行性感冒，突然之间周围的人因此病倒了一半，办公室里就如同缓缓地刮着一股流感风，甚至会出现多米诺骨牌式的效应。这些传染病基本上是微生物引起的。

科学家已经证明，远古的人类中是没有传染病流行的，所有的传染病都是在近1万年内才出现在人类之中的，有些传染病的历史更短。这样一来就有两个可能：其一是这些致病微生物都是在近1万年内诞生的；其二是这些致病微生物在人类出现之前就存在，并且在人类出现后很长一段时间内，与人类和平共处。只是从1万年前开始，它们成了人类的敌人。科学家通过对传染病的病原进行基因分析，证明了第二种可能。对于这种现象，有一个浅层的解释，还有一个深层的解释。

浅层的解释是因为 1 万年前人类开始了农业革命，导致人类的数量增高了几个数量级，这样一来人就开始在世界的各个地区出现，那里本来是动物的天地，是人这种智能动物入侵并占领了动物的世界，结果本来存在于动物身上、对动物无害的微生物跑到人群之中。这些微生物对于人类来说是异种，所以才出现了传染病。

传染病的流行和存在的基础是要有一定数量的人，从 1 万年前开始，人口数量持续增长，使得传染病的流行越来越厉害。人类对动物进行饲养，也人为地大大增加了人类接触动物身上微生物的机会。反过来说，人身上的微生物进入动物体内，同样会导致动物生病。因为在自然设计上，人和动物之间本来是有一个界限的，各自有各自的生存范围。人类走出非洲，不断地扩大自己的生存范围，在迁移过程中打破了这个界限，于是传染病层出不穷，直到今天，我们还必须面对新型的传染性疾病，比如艾滋病和 SARS。

深层的解释要从前面说的人类的寄生性上理解了。从 1 万年前开始，人类便从有益生物转变成有害生物，所谓的人类文明对于地球的生态环境来说，是一种恶性度很高的癌症。文明的出现使得地球仅仅靠环境已经无法控制人类的数量，人类的数量恶性膨胀，远远地超过了地球应该承受的程度。从地球的角度，既然无法用正常的办法控制人类的数量，就只好用非正常的办法解决问题，也就是借传染病来减少人类的数量。

微生物之所以扮演了人类杀手的角色，正是因为它们不会被人类的肉眼发现，可以很从容地传播疾病；如果靠肉眼可见的动物的话，就不容易达到目的。比如狂犬病，要靠患病的狗或者其他患病动物咬人传播，次数多了后人类就有了对策，一旦发现疯狗，不问青红皂白当即打死。欧洲有些地方从前甚至对于被疯狗咬过的人也是格杀勿论。所以历史上没有出现过狂犬病大流行。

　　站在地球的立场上来看，传染病这种调控手段的效果非常显著，历史上著名的黑死病一下子杀死了欧洲起码三分之一的人口，在全球范围杀死了上亿人；100 年前出现的西班牙大流感在不到一年时间里就杀死了 5000 万到 1 亿人；天花则扮演着长效杀人武器的角色，当年天花疫苗出现后，欧洲有些教会中人反对进行大规模接种，因为他们认为天花是上帝用来控制穷人数量的手段。

　　直到微生物学出现之后，人类的历史才从听天由命变成逆天而行，从而展开了一场场与致病微生物之间的战争。

04　下巴有几块骨头？

　　微生物学并不是横空出世的，它建立在现代生物学的基础上，或者说就是现代生物学的一部分。

　　生物学作为一门科学在古典时代就出现了，但它的理论和知识既陈旧又错误百出。欧洲中世纪时，科学研究处于停滞状态，一直将那些陈旧和错误的理论奉为经典。就拿人体结构来说，中世纪欧洲人信奉古罗马人盖仑的人体结构图，但因为在古罗马时代，不容许进行人体解剖，盖仑只能想别的办法，他认为巴巴里猿和人的身体结构是一样的，所以他的人体解剖学其实是巴巴里猿体解剖学。之后的1400多年里，那些学习人体结构的极少数人其实学的是巴巴里猿的身体结构。他们偶尔也会接触到人体结构，比如摸摸自己，发现和书本里讲的对不上时，也并不认为是书里面讲错了。

　　从猿体解剖学到人体解剖学，就是从古典生物学到现代生物学的转变，这个转变并不是因为生物学本身的内在动力，而是因为黑死病这场空前的灾难。当欧洲因黑死病死到只剩一多半人的时候，大家最想了解的是究竟什么原因引起了黑死病。在黑死病之前，解剖人体是不可想象的，黑死病流行之后，就没有这个禁忌了，因为这是了解死因最直截了当的方法，官方甚至鼓励医生和科学家们解剖尸体，以便尽快发现黑死病的病因。虽然最终没有通过人体解剖找到黑死病的病因，但从此对人体解剖就没有那么严格的限制了，医学院还专门设立了解剖学教授职位。

意大利的帕多瓦大学有一位外科和解剖学教授，叫安德烈亚斯·维萨里，是当时属于神圣罗马帝国的奥地利人。维萨里先在鲁汶大学学习艺术，1533 年去巴黎大学改学医学。三年后因为神圣罗马帝国和法国关系紧张，他觉得没法在巴黎继续待下去了，便来到意大利。在帕多瓦大学学了一年后，维萨里拿到了博士学位，一毕业马上成为本校教授，并担任博洛尼亚大学和比萨大学的客座教授，俨然是意大利外科学和解剖学权威，而此时他年仅 24 岁。

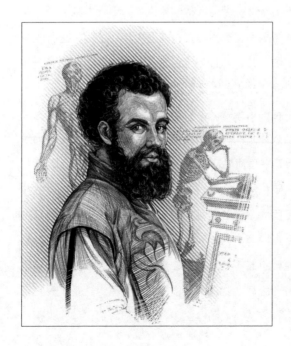

维萨里对解剖的兴趣是在巴黎上学时培养出来的，在巴黎学习解剖学的时候，他经常到圣婴公墓去解剖尸体。

维萨里并不是一个天才，但颇有家学渊源。他出身于医学世家，祖父是马克西米连一世的御医，父亲先是马克西米连一世的药剂师，后成为马克西米连一世的孙子、神圣罗马帝国皇帝查理五世的贴身侍从。凭借与王室的关系，年轻的维萨里才会如此一帆风顺。

维萨里对解剖的兴趣是在巴黎上学时培养出来的，在巴黎学习解剖学的时候，他经常到圣婴公墓去解剖尸体。在维萨里出任帕多瓦大学教授之前，解剖课都是教授讲课，请一位外科医生解剖动物。维萨里改变了这种传统，亲自解剖，让学生们围在旁边观看。这种实践教学的方法是对中世纪教学方法的一个突破，强调亲身体验和动手能力，日后成为现代医学教育的主流。

维萨里的第一项成就是有关放血疗法的。放血疗法是传自古罗马的常用治病办法，不管得什么病，统统切开血管放血，很多时候要放掉身体内五分之一的血量，甚至更多。当时对于放血疗法没什么争议，但对于应该在哪里放血，则有不同的意见。

当时的主流医学理论，包括欧洲和穆斯林的医学理论，都认为要在远离患处的部位放血，讲究治标而非治本。维萨里出了本专著，支持古罗马医学权威盖仑的理论，认为应该在患处放血，还在书中用解剖学的知识证明盖仑的观点，认为人们治不好病就是因为没有严格按古罗马的方法进行放血。

维萨里捍卫了经典的权威，纠正了流行的错误，赢得了主流的赞赏，这种有才华的官二代十分难得。他不是喜欢解剖尸体吗？于是帕多瓦的一名法官特别批准，被处决的罪犯的尸体先交给维萨里教授去解剖，希望有了这个有利条件后，他能够取得更多的成就。维萨里有了固定的尸体来源，通过不断的解剖，对人体结构有了更精准的认识。

他专门请来画家，把人体结构画出来，专业人员一出手，让他的解剖图谱比别人的精致得多。

到了1541年，解剖了两年罪犯尸体之后，维萨里终于得出结论：原来人和巴巴里猿的身体结构是不一样的。他还在解剖中发现了许多问题。比如盖仑说下巴有两块骨头，可维萨里摸了许多遍，自己下巴就一块骨头，在解剖了许多尸体后，证明的确如此。另外从亚里士多德开始，一直认为血管起源于肝脏，可维萨里发现心脏才是血管的起源。

维萨里开始发表自己的观点，修正盖仑的理论，这自然引起了反对的声浪。为了证明自己的观点，1543年，他主持了一场公开的尸体解剖，解剖对象是瑞士巴塞尔一名臭名昭著的罪犯的尸体。后来，他把这具尸体的骨骼组合起来，献给巴塞尔大学，这是他存世的唯一标本，也是世界上最古老的解剖学标本。

就在这一年，维萨里发表了七卷本《人体构造》，献给查理五世，其后又为学生们出了节选本，献给查理五世的儿子腓力二世。这本划时代的巨著到现在仍为解剖学的经典之一，而此时维萨里年仅29岁。

一举成名之后，维萨里被查理五世任命为御医，但他的研究成果引起了很多非议，导致皇帝下令调查他的研究是不是对宗教有负面作用，幸好他证明了自己的清白。查理五世退位后，维萨里继续为腓力二世效力，腓力二世非常欣赏他，给了他一份年金，并封他为巴拉丁伯爵。

虽然有了王室的保护伞，但维萨里的日子并不好过，一直有人从宗教的角度攻击他，因为教会认可的是盖仑的理论。维萨里不敢说盖仑错了，只好解释说从盖仑到现在，人体的结构变了。为了证明自己的宗教信仰，维萨里在50岁的时候去耶路撒冷朝圣。到耶路撒冷后收到帕多瓦大学的信，校方希望维萨里再次出任教授，于是他立刻动身往回赶，却因在爱奥尼亚海翻船而遇难。

维萨里的尸体倒是被打捞上来了，不过因为丧事欠了很多债务，尸体差点儿被丢弃，好在他的一位遗产继承人赶来，才把葬礼费用和其他债务还清。

05　用一套血管连起来

维萨里的一生正所谓祸福相依，他打开了一扇门，让人类在了解敌人之前，先了解了自己。人类和微生物的战争是所谓的千日防贼，如果连自己家是怎么个情形都不清楚，如何能够防止贼的入侵？

维萨里在解剖学上的成就，标志着现代生物学的诞生，也标志着整个社会开始趋于实用主义。社会对有实践经验的医生的需求越来越大，对只会理论根本不会看病的医生没什么兴趣。医学要求实践，解剖成为常规后，人们对人体的了解越来越多，医学进入了一个"资本"的原始积累阶段，现代医学就要诞生了。医院同时也在向现代化迈进，从仅仅隔离病人到开始尝试治病。公共卫生的概念是因为黑死病而诞生的，而且，重要的是，黑死病让欧洲人开始从不同的角度考虑和研究疾病是怎样传播的。对知识的渴求推动高等教育快速发展，各大学里开始设立医学院，医学受到了空前的重视。

维萨里使得帕多瓦大学的医学教育水平领先欧洲，吸引了欧洲各国的学生前来进修学习，这些学生中有继维萨里之后的另外一位生物医学巨匠——威廉·哈维。

英国人威廉·哈维并非出生在医学世家，他老爸是英国的一位地方官员，算绅士阶层。1597年哈维在英国完成了大学学业后，便到欧洲大陆去游学，在法国和德国学习两年后，进入意大利的帕多瓦大学继续学业。1602年哈维获得帕多瓦大学医学博士学位后马上回到英国，当年就获得了剑桥大学的医学博士学位。当时英国的医学教育水平也就是"第三世界"的层次，后来鼎鼎大名的剑桥大学当时和意大利的名校相比还差着档次。

维萨里去世后，加布里埃尔·法洛皮奥出任帕多瓦大学外科和解剖学教授，然后由海欧纳莫斯·法布里修斯继任。哈维就是法布里修斯的学生。这段时间被称为解剖学的黄金时代，人体结构的奥秘相继被发现。

哈维具备双博士身份，本人出身也很好，因此毕业之后就去了伦敦当医生，然后又当讲师，14年后成为詹姆斯一世的御医。几年后詹姆斯一世去世，他继续做查尔斯一世的御医。

1628年，哈维发表了血液循环的理论。

人体内有血液流动是显而易见的事，再固执的人也无法否认，因为把血管割开就能证明。至于血液流动的原理，盖仑也有他的理论。盖仑认为有两套血液管道系统，一套是心脏和动脉，另外一套是肺和静脉。1000多年来，一直有人质疑这个理论。

哈维认为只有一套系统，动脉从心脏把血运出来，静脉将血送往心脏。证明这一点并不复杂，哈维找到很多机会验证自己的发现。查尔斯一世酷爱打猎，哈维跟着检查了很多被查尔斯一世打中的动物。他把小动物的皮肉切开，让心脏露出来，然后把静脉扎住，心脏就瘪了，把动脉扎住，就见心脏膨胀起来。过了几年英国内战爆发，他又利用救治伤兵的机会观察人体，发现人和动物没有区别，血液都是这样循环的。和维萨里不一样，哈维的发现是泛动物的，在这个发现的基础上，人和动物的生存机制才渐渐地被发现了，因此哈维的血液循环理论称得上是另外一个里程碑式的生物学发现。

血液循环的发现，对人们了解生物的特性起了极其重要的作用。这个发现，把人体各个独立的器官和功能用一套血管串了起来，使得生命成为一个相互联系的整体。整体性问题解决之后，接下来的问题就是要从细微处着手，了解生物是怎么组成的。

从维萨里到哈维，人类对自己身体的结构和功能的了解大有进步，但这些现代生物学的新发现，并没有被所有人相信，而要验证这些理论，仅凭尸体解剖是不够的，还需要眼见为实，比如血液循环，就要放大后观察。此外，生物有各种各样不同的形状，头尾手足肢体，它们究竟是怎么组成的？那些肉眼看不到、看不清楚的东西是怎么样的？还有那些个体很小的生物，它们的结构又是怎么样的？这些都是生物学要解决的问题。对于人类来说，视力再好还是看不清楚，必须借助另一双锐眼，这就是显微镜。

06 等待了二百年

　　人类很早就开始使用镜片了，最早可以追溯到亚述人。到 16 世纪末，显微镜出现了，开始被一小批科学家使用，用来观察以前用肉眼看不见的人体结构和动植物结构。

　　第一个称得上显微镜学家的人是意大利人马塞罗·马尔比基。他是正规大学医学专业毕业生，1656 年拿到了医学学位，后来成了大学教授。马尔比基是哈维的粉丝，他用显微镜证明了哈维的血液循环理论是正确的。他还用显微镜验证过另外一个流传千年的理论，认为人在受精后已经发育成形了，是一个非常微小的人，从怀孕到出生就是个不断放大的过程。可惜这一理论最终被证明是错误的。

　　另外一位显微镜学家是英国人纳希米阿·格鲁。他主要用显微镜对植物进行观察，通过对开花植物的观察，进一步了解了生命的特性。

　　荷兰自然学家简·斯瓦姆丹用显微镜研究昆虫。他有医学学位，但没有行过医。他一共研究了 3000 多种昆虫，在人体解剖学上也颇有建树，最大的成就是发现了红细胞。此人本来能够集大成的，可是到了 1673 年却加入了一个十分传统的宗教组织，不再搞科研了。

　　另外一位就是和牛顿不对付的罗伯特·虎克。虎克虽然是物理学家，但涉猎广泛，他在斯瓦姆丹之后研究昆虫，于 1665 年在显微镜下看到细胞，也就是人体最基本的单位。但是上述这几位都没有看到微生物，最终获得这个伟大发现的就是本书开篇所提到的列文虎克——一个外行。

列文虎克发现微生物后，人们开始考虑这些肉眼看不见的东西是怎么来的。

1700年以前，人们认为生物是从非生物中自发产生的，比如黄蜂和甲壳虫是从粪里长出来的，老鼠和青蛙是从河床、沼泽或黏土里钻出来的，蛆和苍蝇是从腐肉上生出来的，在这个基础上科学家进行了很多研究。直到1800年，人们才搞清楚动物是怎么繁殖的：它们不是从非生物中自发产生的，而是和人类一样靠自己繁殖出来的。但是对于疾病的来源还弄不清楚，自发学说仍占据主要地位。

疾病的外源说早在公元前2世纪末就出现了，罗马的沃罗认为是沼泽地的小昆虫进入人体后造成疾病，这个观点虽然是错误的，但距细菌和病毒致病学说已经只有一步之遥了。那以后2000多年间，各种致病说层出不穷，有人认为是人类不信上帝所受的惩罚，还有人认为是被巫师害的。而科学家则坚持是血液中看不见的东西导致了疾病，这种理论引起放血疗法盛行，力求把血液中致病的东西放出来，以达到治病的目的。

显微镜的出现和微生物世界的发现，并没有引起生物医学的飞跃，在列文虎克发现微生物之后的近200年里，人们一直没有能够将微生物和疾病联系在一起。在这个漫长的过程中，人类用经验医学的办法研究出了第一种预防传染病的办法，那就是疫苗。

英国的乡村医生爱德华·琴纳发现人得了牛痘后就不会得天花了，他在这个基础上于1796年成功研制出牛痘苗，这是人类研发出的第一种疫苗。

牛痘苗对于预防天花非常有效，人类终于有了对抗传染病的武器。但是琴纳发现牛痘苗的过程并不是真正的科学研究，还是属于古典的黑箱子做法——通过观察得出结果。对于牛痘苗为什么能够预防天花，琴纳并不清楚，天花是什么东西引起的，他更不清楚。他所追求的是效果，并且成功了。琴纳在预防天花上的成功带动了医学的进步，人类在漫漫长夜中终于看到了曙光，他的成功也让其他医生和科学家们认定观察是医学研究最重要的手段。

但从科学的角度来看，琴纳的方法无法用于预防其他疾病。比如鼠疫，如果参考琴纳的办法，人类就得找一种动物鼠疫，看看人得了这种动物鼠疫后是否就不会得人鼠疫了。但这显然是不可能的，因为鼠疫是在人和动物身上都存在的疾病，动物得了鼠疫后也会死亡，不像牛痘那样，在牛身上不会引起严重的疾病。

因此，想要对抗其他传染病，人类只能等待机会。

07　法国有个人

1822 年年底，在法国的多勒诞生了一名男婴，他的名字叫路易·巴斯德。

巴斯德的父亲是个皮匠，曾在拿破仑麾下征战西班牙，因为作战勇猛而获得荣誉军团骑士勋章。战争结束后，老巴斯德重新当皮匠，在小山村安家，打算靠双手让自己的家人过上幸福生活，他除了教给巴斯德刻苦工作这样的传统价值观外，还有爱国精神。老巴斯德皮匠铺的墙上挂着拿破仑像和老巴斯德驰骋沙场时用的利剑，教儿子读书的同时也让他了解拿破仑时代法军的光荣，这样的教育使得巴斯德成为一个坚定的爱国者。

巴斯德 14 岁的时候，他所在学校的校长建议他到巴黎去接受高等教育，虽然要花一大笔钱，但没想到巴斯德的父亲居然同意了。巴黎也有开旅店的人愿意给巴斯德提供便宜住处，条件是让他教小学生作为回报。来到巴黎后，巴斯德很不适应，想家想得厉害，才待了一个月就卷行李回家了。之后巴斯德到贝桑松学习了两年半，其他课程考试成绩不错，唯独化学成绩平平。这时候巴斯德又想去巴黎了。

他再次来到巴黎，还是一边帮人补课挣钱，一边复习，准备投考著名的巴黎高等师范学院。第一次考试成绩在被录取的 22 人中排名 14，虽然被录取了，但巴斯德觉得排名太差，于是决定学习一年再投考。次年，也就是 1843 年，21 岁的巴斯德以排名第 4 的成绩入学。在等待学校开学时，巴斯德听了一场著名化学家让·巴蒂斯特·杜马的讲座，从此立志成为一名化学家。

巴斯德的父亲希望他当数学老师，因为工资高。但巴斯德主意已定，在巴黎高等师范学院学习了三年毕业后，写信给杜马，希望能到他的实验室工作。大名鼎鼎的杜马哪里看得上这么一个愣头青，一口回绝了，巴斯德只好准备离开巴黎，回家乡找个工作。就在这时，他的老师、溴元素的发现者安托万·杰罗姆·巴拉尔给他提供了一份工作，和著名化学家奥古斯特·洛朗一起工作。

虽然自己的化学成绩不是十分出色，但有良师益友的帮助，巴斯德在晶体研究上取得不错的成就，开创了立体化学这个全新的领域，成为化学界的一颗新星。

1848 年，巴黎发生骚乱，巴斯德立即加入国民警备队。就在这一年，他刚刚把有关晶体的研究报告送到法国科学院，就听说母亲中风，等赶到家时，母亲已经去世了。这一年年底，他来到斯特拉斯堡大学出任化学教授。在这里，他爱上了校长的女儿玛丽，两人很快准备结婚，直到结婚典礼之前，巴斯德还在实验室工作，要靠别人提醒才想起自己的婚礼。这桩婚姻对巴斯德的事业帮助极大，因为玛丽充分理解科研对于巴斯德的重要性，而且不遗余力地帮助他，没有玛丽的支持，巴斯德就不可能取得那么多的成就。巴斯德写给妻子的信的结尾所用的签名也表达出自己的感激之情：永远爱你和科学。

1853 年，巴斯德获得荣誉勋章和化学学会奖。次年，他携家眷来到法国第五大城市里尔，出任里尔大学理学院院长和化学教师，此时他年仅 32 岁，已经是法国第一流的化学家了。

　　化学家是那个时代的宠儿，因为工业革命的一大支柱便是化学，对化学人才需求很大。里尔大学请巴斯德来，是希望这位第一流的化学家能够帮助本地解决从甜菜汁中提取酒精的问题，因为这一产业是本地的经济支柱。这种从甜菜汁中提取的酒精是生产香水、涂料、醋等的原料，但在提取过程中，甜菜汁很容易变酸，从而造成巨大的经济损失。巴斯德刚到任，一名学生的父亲就请教他，为什么甜菜汁没有发酵成酒精，而是变酸了，巴斯德也不清楚，便马上开始研究。

　　除了化学仪器外，巴斯德还有一件宝贝，就是在列文虎克那里集大成的显微镜，这时显微镜的功能已经改善了很多。正因为用上了显微镜，巴斯德很快发现了问题。

　　在从存放好酒的罐子里取来的样品中，巴斯德发现了一种微生物，也就是酵母菌，他从来没有从事过生物学的研究，但从一开始就认定这种微生物在发酵中起一定的作用。而在从发酸的酒罐中取来的样品中，巴斯德发现除了酵母外，还有大量的其他微生物。根据这个发现，巴斯德做出建议，提取酒精过程中用显微镜观察，如果出现酵母之外的其他微生物的话，就把酒扔掉，重新开始。

　　巴斯德是第一位发现微生物的作用的人，虽然他没有受过生物学和医学的教育和训练，但他有一种天生的直觉。本地的酒厂用巴斯德的办法成功地解决了酒变酸的问题，他一下子成了英雄人物。通过这项研究，巴斯德认为每一种发酵中都有特定的微生物在起作用。这个结论遭到著名科学家尤斯图斯·冯·李比希的反对。德国人李比希是那个时代最伟大的科学家之一，他创立了有机化学，因此受封男爵。李比希认为发酵不是生物过程，而是一个化学过程。巴斯德为此专程前往汉堡，希望和李比希就此进行探讨，却遭到对方的拒绝。

从这时起，巴斯德和德国人较上了劲，李比希是他的第一个德国对手。事后证明两个人都是对的，发酵需要酵母，但却是通过酵母中的酶起的作用，因此既是生物过程又是化学过程。

因为这项成就，法国科学院授予巴斯德实验物理学奖，但很多人和李比希一样，对他的发现持否定态度。巴斯德所证实的是人们在他之前上千年中一直都有的一种猜测：因为植物可以从一个种子发芽长大，那么人和疾病也应该有同样的过程。但这种猜测直到巴斯德时代，通过显微镜对微生物进行研究才得以证实。

1857 年，巴斯德被母校聘请为主管行政管理和科学研究的主任。虽然回到科研气氛浓厚的巴黎，但母校并没有给他提供优厚的科研条件，他不仅得自己买或者造科研仪器，也没有足够大的实验室，不过对他来说，只要能进行科研就够了。1859 年，他年仅 9 岁的大女儿死于伤寒。女儿的死，使得巴斯德把他的注意力集中到对于疾病原因的研究上。

从这时起，人类正式开始和细菌决战。

08 为了其他人的女儿

伤寒是由沙门菌引起的疾病，也是人类面临的第一场瘟疫。

公元前430年，如日中天的雅典突然暴发瘟疫，一半以上的居民和四分之一的城邦军人在瘟疫中死去，雅典的社会结构因此崩溃，不仅不能同斯巴达争夺霸权，而且很快衰落。雅典王培里克里斯于次年病死，无敌的雅典舰队也消失了。记录下这场瘟疫的修昔底德告诉我们，瘟疫自埃塞俄比亚开始，然后进入埃及、利比亚以及波斯大部分地区。这场有史以来的第一次大瘟疫就是伤寒。

从那时起，伤寒一直到处流行。女儿的死，对巴斯德的刺激很大，他开始琢磨是什么东西引起的疾病。

当时，大多数医生认为疾病是身体自发产生的，而巴斯德通过自己对发酵的研究，认为疾病是由微生物造成的。自列文虎克发现微生物世界后，巴斯德并不是第一个想到微生物有可能是致病原因的人，但他绝对是第一个对此进行研究的人。

当年看走了眼的杜马已经和巴斯德成为好朋友了，他和毕奥都劝巴斯德放弃这个念头，因为在他们看来，这个问题是不会有答案的，何必在此事上浪费时间。但为了别人不再像自己一样遭受丧女之痛，巴斯德下定决心要解决这个问题。

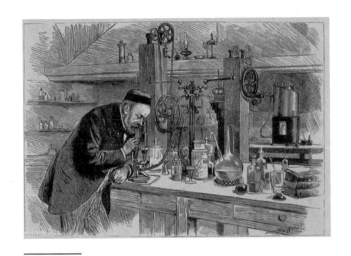

在对抗疾病的问题上，巴斯德之所以从预防的角度着手，是因为他的两个孩子先后死于伤寒。巴斯德不懈地寻求不得病的方法，尤其是不得传染病的方法，有了这样的方法，其他的孩子就不会夭折。

巴斯德首先要证明细菌不是自生的，而是通过空气中的灰尘传播的。他在两个容器中装上酵母水，通过加热杀死里面的所有细菌，之后将一个瓶子密封，另外一个瓶子打开，结果密封的瓶子里面没有细菌生长，打开的瓶子里面有细菌生长。

反对的人们一下子就看出问题来了，认为是因为氧气的原因导致了这样的结果。当时人们已经意识到氧气对于生物生存的重要性，有人认为密封的瓶子没有氧气或者氧气不够，所以没有细菌生长。

巴斯德马上又做了一个实验，他设计了一个天鹅状的瓶子，空气中的灰尘可以进来，但接触不到酵母水，结果开着口的瓶子里也没有细菌生长，只有人为地使灰尘接触到酵母水时才会有细菌生长。此外，巴斯德还证明了细菌生长与否、生长多少取决于空气中灰尘的多少。他到处取样，结果从巴黎的大街上取来的样品个个都有细菌生长，而从高山上取来的样品则只有少数有细菌生长。

巴斯德的实验成功地证明了细菌是通过繁殖而不是自然生长出来的，可是他没有想到，他因为这个成功的实验而被卷入一场和科研无关的风波之中。

巴斯德本来以为自己解决了生物医学上的一个难题，但当他的实验结果在社会上引起巨大的反响后，才发现自己捅了一个大马蜂窝，因为根据他的实验结果可以推断出造物主的存在。

中世纪的教会是欧洲人的一个紧箍咒，尤其对于科学技术的发展而言，教会是一个巨大的绊脚石，现代科学的发展在很大程度上和反教会有关。从文艺复兴开始，欧洲人不断地打破那条上帝的锁链，解开他们心头的禁锢。科学在各个领域的发展都支持这场世界观的革命，一时间反对上帝存在、支持无神论的科学理论受到吹捧，成为时尚。

教会一直说上帝创造万物，如果按当时的潮流，用自生学说来解释生物生长的话，就不存在所谓的上帝了。现在巴斯德证明细菌和人一样，是通过自身繁殖，而不是自然转化出现的，这个理论可以用来证明上帝的存在，因为最早的细菌只能是上帝创造的。

教会和信徒们为此欢欣鼓舞，那些不信神的科学家们气坏了，开始对巴斯德予以反击，主力是费利克斯－阿基米德·普切，此人是一位自然学家，自生学说的领军人物。既然巴斯德用实验来说话，普切也企图用实验证明巴斯德是错的，巴斯德到处采样，他也到处采样，甚至冒着生命危险到比利牛斯山山顶去采，结果他采的所有样品都有细菌生长，证明巴斯德错了。

巴斯德对应该不应该证明上帝的存在不感兴趣，他关心的是自己的研究能否解决实际问题。现在有人质疑，他不得不应对，他的实验继续表明必须要有接触才能引发细菌生长。这样一来，就吵开了锅。两人的实验都很严格，可是结果截然不同，到底谁对谁错呢？

这个争论在当时没有结果，直到后来才得出结论，证明巴斯德是正确的。人们当时不知道有些细菌是能够耐热的，普切用的是一种加热过的干草培养基，里面有耐热的细菌孢子，所以能长出细菌来。

1862 年，巴斯德入选法国科学院，皇帝拿破仑三世请他解决法国酿酒业存在的葡萄酒和啤酒变酸的问题。在巴黎，因为喝城里的水容易生病，所以人们用葡萄酒和啤酒解渴，对酒的需求量很大，葡萄酒还是法国的经济支柱之一。1863 年夏天，巴斯德回到家乡，在那里建立了一个小的实验室，开始对酒变酸的问题进行研究。

还是借用显微镜，他发现了几种不同的细菌，每种细菌能够造成不同的问题，他因此能够预测酒何时变质。此外他还研究了牛奶和黄油变质的问题，发现了厌氧菌，但并没有马上发表，因为法国著名科学家安托万·拉瓦锡认为生命不可能在无氧的环境中生存。巴斯德请杜马等人前来观看他的实验，杜马质疑是否因为实验环境密封不严格，所以存在微量的氧气，巴斯德则证明这种细菌暴露在氧气下的话就会被杀死。

1865 年，巴斯德被请到贡比涅，皇帝和皇后特意和他讨论工作的进展。皇帝饶有兴趣地在显微镜下看红酒中的微生物，皇后则乐此不疲地充当助手，帮他拿实验用品。当客人们希望看看人血和青蛙血有什么不同时，皇后二话不说，刺破手指，滴血为他当样品。受到皇家的如此礼遇，巴斯德的声望越来越高。

<u>09</u>　科学奇才

　　巴斯德并没有为此而陶醉，回到实验室后，还是努力寻找长期保存酒的办法。他尝试往酒里加糖、醋、葡萄干、肉块、酒精和消毒剂，都失败了。最后他终于找到有效的办法：在没有空气的情况下将酒快速从 60℃加热到 100℃。

　　使用这种办法确实能够保证酒不再变酸，但造酒的一听就摇头，因为他们认为酒加热过后就不好喝了。对此，巴斯德还是用事实说话。他把品酒专家请来，将同样的酒一瓶加热一瓶不加热，他先从同一瓶酒中倒出两小杯，告诉专家们一杯加热过，另一杯没有加热，所有专家都认为口味不同。然后巴斯德再给他们真的样品，却不告诉专家们哪一杯是加热过的，结果十个专家中有九个无法分辨两种酒的区别。这样一来就证明了，酒加热后口味不会改变。接下来，巴斯德让船运载这两种酒去远航，几个月后回来，加热过的那些酒味道如初，不加热的那些则变酸了。

　　巴斯德解决了法国酿酒业的最大难题，使得法国酒可以出口到世界各地。这种用加热来保存食物的办法被称为"巴氏消毒法"，很快便被用在其他食物上，对于牛奶的保存尤其有效，是现代公共卫生领域的一大进步。

巴斯德为这种方法申请了专利，他本来可以因此而成为巨富，但他和琴纳一样无私地把这项专利公开，使得整个世界直到今天还受益于这种简单实用又价格低廉的食物保存方法。

巴斯德连续解决了几个和国计民生密切相关的问题，法国政府把他当成大救星，马上请他解决养蚕业的问题。1845年开始，蚕农发现蚕身出现黑点，然后很快大批死亡。蚕的这种病传播得很快，给法国养蚕业造成巨大损失，仅1865年就损失1100万，相当于奶制品业出口收入的97%。

这一次是杜马作为说客，但巴斯德不愿意出马，因为以前他解决的问题好歹和化学有些关联，可是这一次就不一样了，他既不是生物学家也不是生理学家，对养蚕业根本一无所知。杜马认为这样更好，反而能发现别人无法发现的东西，硬是把巴斯德说动了。

经过对养蚕业的一番了解，巴斯德开始对解决蚕病有了兴趣。其一，养蚕业对于法国经济非常重要；其二，研究这种病有助于了解疾病在人群中传播的原因。于是巴斯德来到法国南部的地中海岸，学起养蚕来了。可刚到那里没几天，他就收到父亲病重的电报，又急急忙忙往家乡赶，但还是和母亲去世那次一样，没有来得及给父亲送终。紧接着他2岁的女儿死于肿瘤。还没等他从连番的打击中恢复过来，杜马来了急电：巴黎流行霍乱，请巴斯德回来帮助防疫。一直到1866年，巴斯德才又能全心全意地进行关于蚕病的研究。他带着一批自己最好的学生重返南部，他的夫人也加入了研究的队伍，学会了养蚕。

很快，巴斯德认定这是一种寄生虫病，病原来自蚕所吃的桑叶，可以用显微镜来识别有病和正常的蚕蛹。在他的指导下，蚕农们慢慢学会用显微镜看蚕蛹，发现有病的蚕蛹就马上处理掉。

　　但这种方法并未获得成功，蚕还是大批地死去。在不断的失败之中，巴斯德发现了另外一种微生物也能导致蚕死亡，并且认为因为蚕的生长环境很差，导致对抗疾病的能力减弱。于是他提出了新的筛选蚕蛹的方法，并要求蚕农改善蚕的生长环境，给蚕多一点儿空间，喂它们好的桑叶。巴斯德可以说是第一个意识到清洁是对抗疾病的一个有效办法的人。但就在新的解决方案实施的关键时刻，1868 年 10 月 19日，巴斯德突然中风了。

　　长期废寝忘食地工作，使得巴斯德的健康状况很不好，虽然他只有44 岁，但中风是严重影响健康的，很多人认为他不可能恢复过来了。可是 3 个月后，因中风而半身不遂的巴斯德又开始工作了。

　　之前蚕死亡的问题还是没有解决，很多听从巴斯德建议用显微镜筛选蚕蛹的蚕农并没有如愿地盈利，为此而责怪他，但大病初愈的巴斯德对解决蚕病的新方案信心十足。皇帝的儿子在意大利有一个蚕场，巴斯德应邀到了那里。其后 8 个月时间内，在巴斯德新方案的指导下，蚕场在 10 年内第一次盈利。

　　解决养蚕业问题的办法终于获得肯定，巴斯德还没有来得及享受成功的喜悦，欧洲局势大变。1870 年，法国和普鲁士打起来了，法军不堪一击，拿破仑三世率军投降。巴黎面临危机，一腔爱国热情的巴斯德赶回巴黎，要求参加国民警卫队保护城市，但因为半身不遂而被拒绝了。在朋友们的劝说下，他离开巴黎返回故乡，焦急地等待已经参军的唯一的儿子的消息。

　　巴斯德的儿子刚刚参军时染上了伤寒，当时巴斯德动用了自己所有的影响力，让儿子得到了最好的治疗，使他从伤寒中恢复过来。现在法军兵败如山倒，儿子生死未卜。同时巴黎也被围，供给严重短缺，

巴黎人已经开始吃耗子了，巴斯德于是开始研究起怎么做面包，希望
能帮助巴黎人解决粮食问题。这期间，意大利请他去当教授，但爱国
的巴斯德拒绝了。他将德国波恩大学授予他的奖章退了回去，以示对
德国侵略者的抗议。

　　后来，巴斯德终于得到了儿子的消息，他听说儿子所在的团经历了
一场恶战，全团 1200 人只有 300 人生还。这一下他待不住了，带着妻
子和女儿，坐上马车，在冰天雪地里奔赴战场，在伤兵堆里到处打听
儿子的下落，终于从一名伤兵口中得知儿子还活着，而且就在附近。
第二天，他们和儿子在路上偶然相遇了，巴斯德把儿子带到日内瓦，
让儿子从战争造成的心灵和身体的创伤中恢复过来。

　　巴斯德将这场战争的失败归罪于法国科学和高等教育的失败，在写
给一名以前学生的信中，巴斯德表示今后所有的工作都将围绕这样的
主题：仇恨普鲁士，复仇！复仇！ 1871 年夏天，巴黎公社失败，又一
个共和国建立了，巴斯德回到巴黎，参选议员。他的政见是要通过科
学使得法国不再被外国势力所征服，但这种观点不为选民认可，他落
选了，又回到他所钟爱的科学研究领域中去。

10　一时瑜亮

　　1871 年年底，德国小镇沃尔什腾的医生罗伯特·科赫收到了妻子送给他的 28 岁生日礼物。正是这份礼物，开创了一个伟大的时代。

　　科学没有国界，可是科学家有自己的祖国。巴斯德没能参加国民警卫队和德军作战，而后来成为他在微生物学上的对手，和他一起奠定了微生物学基石，使得微生物学进入黄金时代的德国人罗伯特·科赫，和他一样也是个爱国者，在普法战争中自愿入伍。

　　科赫的父亲是一名矿业工程师，他在高中时开始对生物学产生兴趣，1862 年进入哥廷根大学学医。雅各布·亨勒是那里的解剖学教授，科赫接受了亨勒于 1840 年提出的观点——传染病是由活的寄生的东西造成的。1866 年科赫获得医学学位后，到柏林做了 6 个月的化学研究，深受魏尔啸的影响。之后他去汉堡等地当医生，通过了地区医生的考试。普法战争结束后，他退伍，来到沃尔什腾当地区医生。

　　此时人们对细菌已经有了很多的认识，巴斯德的成果也使得人们有了对抗和战胜细菌的信心，虽然巴斯德并没有在预防和治疗传染病上取得成就，但是他的那些成就给了人们战胜传染病的勇气。但由于巴斯德所做的都是实用性研究，无法证明究竟哪一种细菌才是致病菌，因此，他的成就一直不被医学界主流所接受。人们认为，他是一个化学家，所做的研究和人类疾病无关；另外，他的工作是不完整不准确的，他认为细菌致病，但到底是什么细菌，他就无法回答了。想让别人接受，他必须分离出单一细菌来，然后检测其致病能力。

要实现这一点，必须找到一种办法，从一大堆细菌中分离出单个细菌来，因为绝大多数细菌是无性繁殖的，只要条件合适，让这个细菌一变二、二变四繁殖起来就是了。繁殖细菌非常容易，拿一碗牛肉汤，放在桌上，过一两天回来一看，肯定长出几十亿个细菌，但是这几十亿个细菌有好多种，而搞科学研究必须从单一菌种开始。巴斯德等人的细菌致病说在当时是诸多致病说之一，此外还有因为吸入毒素致病、由皮肤上的臭气致病、蠕虫和真菌同时生长致病、排泄物分解致病、氧气减少致病等各种学说。由于无法分离出单一细菌，细菌致病说无法得到证实。

科赫妻子送给他的 28 岁生日礼物是一架显微镜。收到太太送的显微镜后，科赫拿着它到处看，等到看了死于炭疽病的羊和牛的血液时，他觉得镜下那堆东西是细菌，因为健康动物的血液中没有。科赫读过巴斯德的文章，也认同他的细菌致病说，但是，当时细菌致病说还停留在假说的水平。科赫开始考虑证实这个理论，首先要证明他看到的东西是细菌，而不是某种血细胞的碎片，接下来就要证明这个细菌就是引起炭疽的致病菌。

思路很合理，也很清晰，可科赫只是一个小镇的医生，他的科研知识仅仅是在医学院里学的那些，而医学院根本就不教有关细菌的知识。科赫只好先去读文献，然后自己动手做科研仪器进行实验。法国科学家卡西米尔·戴维恩在巴斯德论文的启发下，证明了炭疽能从受感染动物传播到健康动物，基本上确定是微生物导致炭疽病的。科赫读到这个发现，便从这里入手。他把木棍烧热后从感染炭疽而死的动物的血液中取样，放到老鼠体内，老鼠死了，他解剖老鼠，看到同样的情况。再用从死去的老鼠身上取来的血液给健康的老鼠注射，健康的老鼠也死了。

他不是第一个做这类实验的，也无法证明细菌致病，因为他那棍尖上有数不清的细菌。和巴斯德一样，他看到了现象，可是无法证明是细菌导致了炭疽病，他必须找到一个纯的培养基。

经过很多次实验，科赫从牛眼中取来清澈的液体，在显微镜下没有看到细菌，然后加入从得炭疽病的老鼠脾脏取样，几天后牛泪液出现细菌繁殖，科赫用这种液体给健康的老鼠注射，老鼠得了炭疽病。科赫认定他分离出了炭疽菌，而且发现炭疽菌在体外可以生存一段时间。1876 年，科赫发表了他的研究成果。他的文章描述得非常清楚，非常有条理，慢慢地引起人们的注意，并信服了他的理论。1880 年，由于炭疽菌研究上的成就，科赫被调到帝国卫生署任职。

科赫是第一个分离出单一种类细菌的人，也因此成为和巴斯德比肩的微生物学大师。

就在科赫以德国人特有的严谨成功地分离出炭疽菌的时候，巴斯德也开始研究炭疽了。19 世纪 60 年代和 70 年代，炭疽病一直在法国流行，杀死了成千上万头牛羊。1877 年，法国农业部长请巴斯德研究炭疽病。科赫是从科研的角度出发，证明了炭疽菌可以引起炭疽病，但他并没有找到预防炭疽的办法。巴斯德还是从实际的角度入手，他要和过去一样，为法国的畜牧业找到预防炭疽的办法。

巴斯德首先重复科赫的实验，他采用重复稀释的办法，在培养液中放一滴血液，然后再从中取出一滴放到另外一瓶培养液中，一共重复了40遍，依然有细菌繁殖，也依然能够导致动物死亡。这似乎能证明是细菌造成了炭疽病，但其他科学家用类似的办法并没有得到科赫的结果。

巴斯德总结了一下其他人的结果，他发现有一些人的实验中，动物在没有出现炭疽症状之前就死了，这些人用的是死于炭疽病24小时以上的羊的血液进行实验。他知道炭疽菌在缺氧的环境下会死亡，那么就说明血液中有另外一种厌氧菌存在，从而导致动物死亡。巴斯德从得炭疽病的动物身上按不同的时间来取样做实验，证实了他的假设。

接下来巴斯德要弄清楚动物是怎么得炭疽的。科赫证明炭疽菌孢子在体外可以存活好几年，但给动物喂带有这种炭疽菌孢子的食物，有的动物得病，有的不得病。巴斯德在重复这个实验时发现那些得病的动物都吃了多刺的植物，于是他推断因为动物口腔里有破损，所以细菌通过血液进入动物体内。

那么，炭疽孢子到底是从哪里来的？

他了解到死于炭疽的动物都被埋了，而且埋得很深，不可能被动物接触到。于是他就到埋那些动物的地方去观察，发现那里有蚯蚓，他把蚯蚓拿回来检测，发现蚯蚓身上携带炭疽菌。他推断是蚯蚓使得土壤中含有炭疽菌，根据这个结论，他建议把死于炭疽的动物尸体焚烧掉。

科赫找出了方法，巴斯德将其用在实际中，解决了具体问题。从科学上讲，科赫的成就巨大，但对于法国农业来说，巴斯德的贡献是不可估量的。

11　愿望是美好的

在对抗疾病的问题上，巴斯德之所以从预防的角度着手，是因为他的两个孩子先后死于伤寒。巴斯德不懈地寻求不得病的方法，尤其是不得传染病的方法，有了这样的方法，其他的孩子就不会夭折。通过一系列的研究，巴斯德对于对抗传染病有了自己的办法：清洁。他认为只要接触不到病原，人就不会得病了。落实到炭疽也一样，如果动物接触不到炭疽菌孢子，就不会得炭疽病。

形成了这样的认识后，巴斯德有了洁癖，和人握手后必须马上洗手，后来干脆不和别人握手了，他认为传染病是通过人的手传播的。谁要是邀请他去吃饭，他要把人家所有的盘子都仔细看一遍，结果经常还是认为不干净而不吃东西。对于巴斯德来说，最脏的地方是医院，因为那里有无数的病人带着无数的病菌，连那里的空气都是致病的。每次经过医院附近，他都要求家人捂住口鼻以避免吸入医院传来的空气。

巴斯德感觉到光靠清洁消毒还不够，细菌无处不在，人类是不可能彻底和细菌隔绝的，必须用另外一种办法，让人类具有抵抗细菌的能力。于是，他想到了琴纳。

80 年过去了，琴纳的牛痘苗还是一枝独秀，还是那么让人觉得深不可测，没有人知道它为什么有效，是怎么起到预防天花的效果的。用琴纳自己的话说，医学家们还像在漆黑的坑道中的矿工一样，在黑暗中摸索着。琴纳的幸运之处，是他找到了牛痘这个天花的近亲，但是其他传染病并没有这种近亲，因此琴纳的办法是无法复制的。

巴斯德一直有用琴纳的办法对抗传染病的念头，在研究炭疽时他又发现那些得了温和的炭疽病的动物能够恢复过来，说明传染病是有可能进行预防的。但他一直不知道从何入手，直到开始研究鸡霍乱。鸡霍乱一旦流行，几天之内整个鸡群90%的鸡都会死亡。一位兽医发现感染了霍乱的鸡血液中有细菌，便请巴斯德帮忙。巴斯德经过研究，发现豚鼠是传播这种细菌的中间宿主，下一步就是要找到预防的办法。

1879年，巴斯德的助手鲁克斯用让细菌暴露在空气中的办法培养出了一种毒力低的鸡霍乱菌培养液，给鸡注射这种培养液，鸡不会患鸡霍乱，再给注射过低毒鸡霍乱菌的鸡注射毒力强的培养液时，鸡还是不会得鸡霍乱。这样一来，用不着像琴纳那样要给人传染病找个近亲，而可以通过对细菌进行减毒，再用其激活人体的免疫系统，达到预防疾病的目的。用这种办法，他们征服了鸡霍乱，巴斯德把这种东西叫作疫苗（Vaccine），以纪念琴纳的牛痘苗。

在成功地研制出第一个现代疫苗后，巴斯德重新回到炭疽的研究上。预防炭疽要比预防鸡霍乱有意义多了，因为人也会得炭疽病，牲畜如果不得炭疽病了，人也就不会得炭疽病了。

但是，暴露于空气中对炭疽菌的毒力没有影响。巴斯德团队试验了不同的办法，终于，张伯伦发现在某种特殊的温度下，炭疽菌就不会形成孢子，这样毒力会减弱。用这样的炭疽菌给羊接种，羊会得一次温和的炭疽病，待羊从炭疽病中恢复过来后，再用强毒的炭疽菌给羊接种，羊也不会发病。巴斯德又发现，这种减毒的炭疽菌如果被干燥的话，就会产生减毒的孢子，这种孢子容易生产和运输。

1881年5月5日，巴斯德进行了一次大规模的公开实验，给24只羊、6头牛和1只山羊接种了炭疽疫苗，另外一组同样数目的动物作为对照组。5月31日，给所有的动物注射强毒炭疽菌，巴斯德预测，所有接种过疫苗的动物都会存活，所有未接种过疫苗的动物都会死亡。

巴斯德的预测在别人的耳朵里，是十足的大话，他的敌人更不相信他，认为其中肯定有什么猫腻。他的一位宿敌认定巴斯德会等细菌都沉到试管底部后，把没有什么毒力的试管上部的液体给接种过疫苗的动物注射，把底部毒力强的液体给未接种过疫苗的动物注射，因此要求在接种之前摇一摇试管。另外一位要求给动物接种致死剂量两倍的细菌培养液。巴斯德想都没想，下令加大到三倍剂量。

注射完后，巴斯德回到家中，等得越来越焦虑，由于这次实验关系到他的荣誉，让他坐立不安，要靠妻子的安慰才能平静下来。

6月2日，收到电报，实验非常成功。巴斯德来到实验现场，发现接种过疫苗的动物无一死亡，没有接种过疫苗的动物纷纷死去。在预防传染病上，巴斯德登上了个人的顶峰。

这个消息马上传播到欧洲各地，巴斯德的助手们日夜加班制备炭疽疫苗，两周之内接种了2万只羊。由于需求量太大，赶制匆忙，一些疫苗没达到标准，毒力不够或者太强，部分动物接种过疫苗后还是死于炭疽病，兽医和农民开始质疑科学家。后来，对生产过程进行了改进后，这些问题消失了。巴斯德再一次成为英雄，在他的马车经过时，常常有人脱帽欢呼：巴斯德万岁，您救了我的牛。

虽然关键环节是由鲁克斯和张伯伦发现的，但巴斯德认为他们是自

己的手下，因此功劳是自己的，鲁克斯和张伯伦对此也认可，一直对
巴斯德很忠诚。法国政府为此授予巴斯德荣誉军团大鹰章时，巴斯德
要求政府先授予鲁克斯和张伯伦荣誉军团红十字勋章，他才接受大鹰
章，算是肯定了两个人的贡献。

巴斯德除了解决鸡霍乱、炭疽病，还研究了如何解决医院内感染的
问题。让巴斯德介入这个领域的主要原因是他的弟子和主要助手埃米
尔·鲁克斯的妻子死于产褥热。

历史上，产褥热最盛行的地方是著名的巴黎圣母院。

文明的前进靠的是科学技术，但是科学技术的发展是一个长期的过
程，一开始并不一定引起社会的进步、改善人们的生活，有些时候还
会导致无法预料的副作用和后果。现代医学也一样，在它的发展过程
中出现了很多这样的事情，这是因为医学是一个系统工程，常常某一
个领域领先了，可是其他领域跟不上，结果适得其反，产褥热就是一
个典型的例子。

产褥热是妇女产后出现的感染，这是一个很古老的疾病，早在古希
腊时，希波克拉底就记载过这种疾病。但那时，这种病一直是偶然发
生的，直到 17 世纪后，这种病才从偶然出现变成常见病。最早大规模
的暴发是在巴黎的神舍，这是巴黎最大也最穷的医院。

神舍于 17 世纪初创建于巴黎圣母院的一翼，是一所给穷人提供医
疗服务的教会医院，不管多穷的病人，神舍都收。因为巴黎的穷人太
多，很快神舍就拥挤不堪，扩张到塞纳河两岸，用一座桥连接起来。
1626 年桥上盖了一座两层的建筑，这就是世界上第一个产房，之前产
妇全是在自己家生孩子。

在自己家生孩子，不管接生婆的水平如何，都会冒很大的风险，有

很多产妇死于分娩，胎儿也经常夭折。现代医学的进步从本质上来说是要为民众提供有保障的服务，在医院生孩子，一旦出现意外，医护人员可以及时采取措施，死于分娩的概率会小很多，胎儿也安全多了。神舍盖产房的出发点是非常科学的，因为产妇不是生病的患者，让她们和病人在一块儿，会增加她们生病的概率，单独建一个产房，不就等于和疾病隔离了吗？这种办法在其后200年被欧洲其他国家仿效，在医院生孩子渐渐成为人们认可的方式，这是现代医学的一大进步，大大地降低了婴儿死亡率。正是因为婴儿死亡率不断降低，人类的平均寿命才得以大幅度提高。

关于人均寿命，有一个很大的误区，就是以活着的人的岁数作为标准，例如有人说明朝、清朝的人寿命长，因为七八十岁的人多了，还有所谓的长寿之乡，就因为那里的百岁老人多。但其实人均寿命是根据人死的时候的年龄算出来的，比如某个镇子今年死了100人，把他们的岁数加起来除以100，就是这个镇子的人均寿命。就拿那些所谓的长寿之乡来说吧，多是山高岭险的地方，百岁老人是有几个，可是孩子生下来先死了一两成，少年人经常有因为感冒肺炎就送命的，青壮年人经常出现掉落山涧里找不到尸首的，科学办法算下来，人均寿命非常低。提高人均寿命的最好办法，不是靠什么养生延年，而是靠降低婴幼儿死亡率，因为如果生下来就死的话，寿命最多算1岁，和另外一位99岁的一平均，寿命是50岁。要达到人均寿命70岁，每死一个婴儿，得有一位老人活到140岁。可是如果救活了这个孩子，哪怕他只活到41岁，和99岁的一平均，平均寿命就是70岁，一个人活到41岁，要比活到140岁容易得多。新中国成立后，人均寿命快速提升，就是因为婴儿死亡率大幅度下降。

建立产房在 17 世纪初是非常先进的科学理念和实践，可惜，科学的办法不一定能达到预期的效果，神舍产房建立了 20 年后，便出现了世界上第一次产褥热流行。

"绅士的手是干净的"

由于神舍是免费的教会医院,产妇太多,导致产房的条件即便是按 17 世纪的标准判断也很差。产妇两到六个紧挨着躺在大床上。这些产妇基本上身无分文,大多数是妓女,在快临盆的时候来到神舍,经过检查后被安排到河对面的产房里准备生产。那里还有生完孩子的产妇,孩子和产妇们一起睡在大床上,经常发生产妇翻身压死孩子的现象。医生们经常带着学生来给产妇们做检查,同时授课,在接触病人身体时没有人洗手。

那时候人连澡都不洗,怎么可能洗手?这种情况直到 1793 年美国费城黄热病大流行时才改变,因为当时人们不知道病毒是蚊子传播的,一时间说什么的都有,大家认为不讲卫生是引起黄热病的原因之一,才开始注意清洁。类似的情况也发生在中国,1910 年东三省大鼠疫就是中国人讲卫生的开始。

当年巴黎人把什么东西都倒进塞纳河,又从塞纳河里面取水饮用和做其他用途。神舍产房的床单很少换洗,到处是虱子和苍蝇,产房没有手术室,医生就在大产房里动手术。

产妇通常在分娩后一到两天得产褥热,最先的症状是腹泻和腹痛,病程发展很快,几小时后就出现严重症状和高烧,腹部肿大。在神舍产房，没有额外的隔离措施，只是把这些得病的产妇放在大房间的另一端。这边得病的产妇大哭大叫，那边健康的孕妇等待分娩。医生用各种方法治疗产褥热，没有一个有效的，只好给她们鸦片止痛，然后祈祷和等待，有些病人恢复过来，大多数病人死亡了。

1646 年的第一场产褥热流行，使得很多产妇在短短几周内就死亡了，还殃及了一些神舍的修女。虽然引起了一定的恐慌，但穷产妇还是络绎不绝地上门，因为对于她们来说，这是平生唯一能够获得几周的休息和热食的机会，她们愿意冒得病的危险。院方认为产褥热和神舍的位置有关，因为在位于二楼的产房下面有一个手术室，他们认为是伤口里面释放的有毒蒸气导致了产褥热，比如腐肉产生的瘴气。解剖死亡产妇尸体时，尸体因为细菌繁殖出现非常难闻的气味，让他们更为相信这个理论。也有的医生认为是残留在子宫内的胎盘或者某种和乳汁有关的肿瘤造成了死亡。

各种理论都无法得到证实，也没有治疗办法。产褥热的暴发往往突然出现，也突然消失，然后在几年后再次暴发，之后就变得年年出现，夏天出现的次数多，冬天出现的次数少。继巴黎之后在其他地区也出现了产褥热。1750 年里昂的产房出现产褥热，1760 年出现在伦敦，1763 年又出现在都柏林，然后快速传播，东到维也纳，西到美国。1772 年大流行中，五分之一的产妇死亡。1773 年在苏格兰爱丁堡皇家疗养院，几乎所有的产妇都得了产褥热，而且无一幸存。

皇家疗养院的杨医生决定为产妇做点什么，在眼睁睁地看着他负责的 6 个产妇很快去世后，他清理并关闭了产房，下令把床垫、枕头和被单都烧了，用烟熏产房，白天开窗给产房通气，如果出现产褥热的话就在产房里点燃炸药消毒。他这样做，是基于瘴气的理论，用这些办法把坏空气清理掉。后来在费城黄热病大流行中也采取这些办法，运送大炮到城里的各个街角去放炮。杨医生确认产房被清理干净后，再下令刷洗房间，重新粉刷墙壁，换上新的床单，然后再让病人住进来。靠着这些办法，产褥热消失了。杨医生的办法在一段时间内被人们所忽视，直到 19 世纪中叶才成为各地产房的标准办法。出现产褥热的病房经常被关闭和清理，这样可以使得产褥热消失，但不久又重新出现。如果产褥热流行太严重的话，医院通常干脆把产房烧了，重新建一个。

但关于产褥热的许多问题还是没有得到解答。为什么只有产妇才患病？为什么在有的医院出现而在有的医院不出现？即便在同一所医院，也会出现有的产房严重，有的产房不严重的现象。即便在同一间产房，有的产妇患病，有的产妇一点儿事都没有。最关键的是，这种病为什么只在医院这个最先进的医疗护理场所出现，而在家分娩的产妇基本上不患产褥热？

在第一次产褥热流行出现后 200 年内，医学界一直没能发现原因和治疗办法，各种论断相继出现，包括自生学说，由产妇不卫生造成，由饮食习惯造成，或者由于未婚先孕造成，等等。在这种情况下，唯一的办法就是给有症状的产妇吃鸦片了。

对于医生来说，产褥热造成的精神压力非常大。1840 年费城的鲁特医生在一年中经历了 45 例产褥热病患后，离开城市，把自己的衣服全烧了，把头发和胡子全刮干净，剪短了指甲，可是回到费城后，他接生的下一名产妇还是得了产褥热。

鲁特医生虽然没有成功地预防产褥热，但他给了另外一位名叫奥利维·霍姆斯的年轻医生以启示。奥利维·霍姆斯医生成为哈佛大学解剖学和生理学教授的时候才 30 出头。

当时美国的医学水平远不如欧洲国家，最好的医生都去法国进修留学，因此美国医学界的主流在很大程度上受法国医学的影响，他们认为疾病是一种自然过程，对付疾病要以观察为主，不要奢望把病人治好。

和其他医生不一样，霍姆斯虽然也在法国留过学，但他认为疾病是可以战胜的。1843年他发表文章，认为产褥热是以医生和护士为媒介从一个产妇传给另外一个产妇的。除了当医生和教授外，霍姆斯喜爱文学，颇有文采，文章写得非常好。他不断地发表文章，用讲故事的方式描述医生和护士们是怎么传播产褥热的，并提出建议，要医护人员多洗手，尤其是解剖尸体后；出现产褥热后的几周内产房不要接收新产妇，如果短期内出现两例产褥热的话就彻底关闭该产房一个月。

他的建议遭到美国所有产科医生的反对，著名的产科医生查尔斯·梅格斯是这样回答的："医生是绅士，绅士的手是干净的。"

13　消毒

在维也纳综合医院，一位叫塞梅尔魏斯·伊格纳兹·菲利普的医生也在关注产褥热。他所在的医院是当时世界上最大的产科医院之一，在这里，产房分两区，一区由医生和医学生负责，二区由助产士负责。按理说大家都应该选择一区，因为受过正规教育的医护人员要比助产士的水平高多了，可是维也纳人都知道，到综合医院生孩子一定要避免去一区，因为那里有产褥热。塞梅尔魏斯想知道这到底是为什么。

综合医院有很完整的病例记录，塞梅尔魏斯查了一下，果真如此：从1841年到1856年，死在一区的产妇数量是二区的3倍，造成这个情况的正是产褥热。对于这一现象，那些传统的说法，比如过于拥挤、医疗水平不足等等都无法解释，因为二区的各种条件都比一区差得多。塞梅尔魏斯开始解剖死亡产妇的尸体，希望能找到原因。就在这时，他的一位同事在解剖尸体的时候切破了手，然后出现产褥热症状，几天后死亡。因此，塞梅尔魏斯认为，因为一区的医生们经常解剖死亡产妇的尸体，然后去接生，正是这个途径传播了产褥热。虽然他不知道是什么东西造成了产褥热，但他相信肯定有一种东西存在着。

当时医护人员没有戴手套换衣服的习惯，塞梅尔魏斯认为产褥热是通过手传播的，于是他要求自己的学生在解剖后和接生前洗手，结果发现他们为之接生的产妇得产褥热的比例显著下降。很快综合医院采用了塞梅尔魏斯的办法，几年后一区的产妇死亡数量低于二区，孕妇们开始选择到一区生孩子。1861年塞梅尔魏斯发表了他的见解，并大力推广，结果引起很多同行的反对，为此，他得了抑郁症，1865年被送进维也纳一所心理医院，两周后自杀身亡。

有霍姆斯和塞梅尔魏斯在前，巴斯德认定产褥热是由细菌引起的。巴斯德对产褥热感兴趣后，还是采取以前的办法，先到医院去观察，用显微镜一下子就发现有大量细菌存在于病人身上和医生的手上。很多医生不相信巴斯德的发现，气得巴斯德恨不能强迫他们看看显微镜下面是什么。

巴斯德开始进行一场清洁医院的行动，他建议医生进行消毒和洗手，但不少医生拒绝这样做，同意做的又不得其法，巴斯德亲眼看到一位著名的医生洗完手后再用脏毛巾把手擦干。很多医生很瞧不起巴斯德，认为他就是一个化学家，甚至有一位医生有意让病人的伤口感染，希望证明消毒并不管用。

不仅产妇生孩子的过程中会感染产褥热，而且只要出现创伤，需要进行手术时，人都有很大的概率死于感染，在战场上尤其如此。比如美国内战时南军的著名将领石墙杰克森在截肢后一开始状态很好，不久出现感染，最后死于感染，他的死也改变了南北战争的战局。这并不算意外，因为当时截肢后死于感染的可能性高达80%。

到1870年之后，有很多人接受是细菌造成了感染这一观点，但接受归接受，却不知道怎么预防，巴斯德的建议并不被广泛接受。

1871年，英国维多利亚女王的腋窝出现囊肿，非常痛，这是一种细菌感染，如果任其发展下去，就会出现血液感染。皇家御医对此很清楚，建议切除这个囊肿，问题是当时手术不论大小，都有出现严重感染的可能，那样的话英国就得有新王登基了，御医不敢贸然做手术，赶紧请帝国的名医们前来会诊。

应邀前来给女王会诊的有约瑟夫·李斯特医生。他是一位外科医生，本来以为凭借一把手术刀可以治病救人，可是没有想到不管他怎么努力，大多数病人还是死于术后感染，他和其他外科医生一样不知道用什么办法来解决这个问题。

有一天，李斯特在报纸上读到一则消息，当地一个小镇的居民为了驱散难闻的污水气味，开始往排污系统中加一种叫德国木馏油的煤焦油副产品，于是气味消失了。李斯特知道巴斯德的研究成果，就把这两件事联系起来，认为是腐败的东西在发出难闻的味道，既然木馏油能够除去污水的味道，也应该能够除去伤口腐败的臭气，而臭气在当时大多数医生看来，是引起感染的原因。

李斯特开始在病人身上试用各种煤焦油副产品，发现苯酚的效果最好。在这期间，李斯特接受了巴斯德的细菌致病说，认定是细菌导致了感染。他了解到苯酚能够杀死细菌，便开始用苯酚把手术室各个角落都清洗干净，包括手术用具，这样一来术后感染率显著下降，但还是不能彻底消除感染。他还将苯酚放到香水瓶中喷洒，连手术室的空气也全是苯酚味道，这种做法使得李斯特成为当时世界上治愈率最高的外科医生，所以才应邀参加了对女王的会诊。

在给女王做手术时，李斯特将苯酚喷在伤口上消毒。这次手术非常成功，没有出现任何术后感染现象，李斯特因此成为大英帝国第一位因为医学方面的成就而被封爵的人，他的方法也被医学界所普遍使用。李斯特为现代医学带来了革命性的变化，李斯特本人则把这一切归功于巴斯德，他写信给巴斯德，感谢他的细菌致病说让自己有了这些发现。

14 欲善其事，先利其器

1881年8月，化学家出身的巴斯德代表法国出席在伦敦举行的国际医学大会。法国政府1874年奖励给他12000法郎年薪，1883年增加到每年25000法郎。很多人劝身体一直不好的巴斯德退休，但巴斯德坚持研究下去，一方面是因为有很多人希望他为他们解除病痛；另一方面，德国的微生物学研究正在突飞猛进地发展，科赫并没有停留在发现炭疽菌上，他已经成为德国微生物学的领军人物，这也给了巴斯德很大的压力。

在微生物学这个领域中，双方注定要有一场又一场的较量。

科赫到了柏林后，有了自己的实验室，也有了自己的一班人马，得以随心所欲地进行科学研究。

他大力支持李斯特和巴斯德的建议，呼吁用加热的办法对医疗仪器进行消毒，以杀死细菌。来到柏林后，他首先对自己分离纯化细菌的方法进行改进，尤其是细菌生长技术。牛泪液的方法好是好，但总要养着牛，不是长久之计，当务之急是找到一种更为实用的培养细菌的方法。

人们已经渐渐意识到，一种细菌导致一种疾病，而不是多种细菌联合起作用。虽然这个认识存在了，但无法证实，因为细菌无处不在，如何分离出单一细菌是一个技术难题。有一天，科赫把半个熟土豆忘在实验室的桌子上了，结果上面长出了细菌，他正要扔掉，突然发现土豆的切口上有不同颜色的斑点。他取下一个斑点在显微镜下观察，发现有很多细菌，而且都是一样的，他明白了，原来人们之所以无法解决单一细菌繁殖这个难题，是因为用的是液体培养基。

但是，土豆不能作为培养细菌的固体培养基。因为培养基首先要加热灭菌，保证没有细菌之后才能加入分离的样品，而土豆加热后就成土豆泥了，必须找到一种加热之后还能够冷却凝固的培养基。

科赫手下有一位叫瓦尔特·赫斯的研究人员，他是医生出身，也参加过普法战争，来科赫实验室是为了进行空气纯化的研究。当年当船医的时候，赫斯在美国纽约遇见自己的妻子芬妮，到了柏林后，芬妮就在赫斯手下当技术员。赫斯在科赫实验室进行细菌培养基的研究，他遇到的问题是怎么样才能找到一种稳定的、不会在37℃时融化的培养基。1881年夏天，在一次野餐时，赫斯发现妻子做的果酱加热到37℃时居然没有融化，芬妮说这是从邻居那里学到的，邻居来自印度尼西亚，她们家乡的做法是往果酱里面加从海藻里提炼出来的琼脂。

就这样，科赫实验室用琼脂做细菌培养基的固定材料，加在液体培养基中，能够耐受高温，在常温下成为稳定的固体，而且其形状不受微生物生长的影响，是非常理想的材料。有了材料之后，接下来要改进工具。科赫的助手朱里斯·理查德·佩特里设计了玻璃小圆盘，有个盖子，这样就可以把琼脂培养基放在里面进行高温消毒，这两种东西一直沿用至今。科赫和巴斯德不同，他不贪图手下的成果，所以佩特里设计的培养皿就叫佩特里皿。

工欲善其事，必先利其器。有了琼脂培养基和佩特里皿，科赫就能够继续分离其他致病细菌。他的第一个目标是结核菌。

结核是一种非常古老的疾病,在新石器时代的人类遗骨上就发现过,在古埃及的木乃伊上也发现过。公元前2000年左右,结核出现在亚洲,也出现在欧洲人到来之前的美洲大陆,说明这个病在人类中起码有上万年的历史。由于无药可用,在欧洲要靠国王来治疗,在特定的时间内,国王要用手触摸结核病病人,人们认为这样可以治好结核病。

结核当年是欧洲最厉害的杀手,每七个死人中就起码有一个是被结核杀死的,有些时期甚至占四分之一,以至于结核成为文学作品中不可缺少的一部分。几乎每一部传世的作品中都会出现这种情景:主人公不停地咳嗽,然后用手帕捂住嘴,打开手帕,看到上面的血迹。这是因为虽然结核会出现在身体的许多地方,但肺部是结核的主要攻击对象,结核会慢慢地把健康的肺变成软奶酪样。由于结核在当时是不治之症,咳嗽出血就表明病人不久于人世了,就这样,结核谱写了很多永恒而悲惨的爱情故事。

人们对于结核因何而起一直不清楚,直到进入19世纪后才有突破。为了诊断结核病,被称为法国最伟大的医生的勒内·雷奈克发明了听诊器,这样一来医生们有了诊断结核病的办法,雷奈克则因为长期接触结核病病人而被感染,死时年仅45岁。

雷奈克的同事霍姆斯在巴黎进修时的导师皮埃尔·查尔斯·亚历山大·路易斯将统计学引入医学,用来研究结核和其他疾病。雷奈克的另外一位同事和好友加斯帕德·洛朗·培尔对结核病进行了分类。1865年,法国医生让·安托万·维勒曼将人的结核组织给兔子接种,导致兔子患结核,因此证明结核是一种传染病。

　　维勒曼的发现并没有被医学界所重视，直到科赫开始研究结核。科赫读了维勒曼的论文，立刻断定结核是由细菌引起的。他来到柏林夏洛蒂医院的病房里研究结核病，和植物生理研究所所长费迪南德·科恩成为好友，两人一起研究组织培养方法。

　　也是在这时候，染色被引进微生物学研究。

1792年，煤气灯出现后取代了蜡烛，煤气生产一下子成为大工业，也因此出现了煤焦油这东西。煤焦油越来越多，就有人产生了变废为宝的念头，通过加热和提炼，从煤焦油里面提取出各种新的化合物。李斯特了解到的德国木馏油——他用于消毒的苯酚就是这类化合物，化学工业就是从提炼煤焦油开始的，这些含碳的化合物很快被用在各个方面。

1856年，18岁的英国化学专业学生威廉·哈维·帕金有一个想法，因为治疗疟疾的奎宁只在南美有，他想试试能否从煤焦油中提炼出人造奎宁。多次实验他都没有成功，但是有一个意外的收获。他发现在一个瓶子底部有黑色的沉淀，溶解后出现漂亮的紫色，而且可以使丝绸着色。这是人类发现的第一种化学染色剂。1862年皇家博览会上，维多利亚女王穿了一件这种紫色的丝裙，引起了国际上的轰动，化学染色剂一下子火爆起来。

法国很快也开始进行化学染料的研制和生产，和英国打起了专利战，德国也挤了进来。德国作为后起之秀，没有英法那么多的殖民地，资源也有限，煤矿倒有的是，而且德国的化学水平很高，因此在化学染料工业上很快超过了英法。特别是英法将化学染色定位在奢侈品上，德国则认为这是提升自己国际地位的一个好机会，于是以科学为手段和英法竞争，走大众道路。德国建立了世界一流的大学，将大学和工业密切地联系在一起，政府大力鼓励创新和出口，很快巨型的煤焦油工业就在德国建立起来。

德国科学家保罗·埃尔利希出生在一个犹太人家庭，他本人兴趣广泛，对医学、细菌学和化学都有浓厚的兴趣，化学染料就成了把这三个领域联系起来的纽带。因为当时显微镜已经成为医学和细菌学研究的主要工具，但在显微镜下，一切都是透明的，很难辨别组织细胞和细菌的结构。埃尔利希将化学染料用在组织样本的染色上，发现不同的染料对于组织细胞和细菌的着色不同，用化学染料可以让显微镜下透明的样本变得有颜色，能够根据颜色加以分辨。他的博士论文就是有关动物组织染色的。

1882 年埃尔利希发表了论文，但在此之前科赫已经将化学染料用在结核样本的染色上。1881 年 8 月 18 日，科赫用亚甲基蓝对结核组织进行染色，看到了细菌的结构，但他并不能确定这是真的细菌，还是由于染色导致的。为了加强对比，他加入了俾斯麦棕，并改变染色液的碱浓度，使得细菌的存在被确定下来。

经过多次实验，科赫终于在 37℃的血清中培养成功结核菌，然后将之给兔子接种，兔子很快死于典型的结核病。1882 年 3 月 24 日，科赫发表了自己的发现。100 年后，这一天被定为"世界防治结核病日"。结核菌的发现，和之前发现炭疽菌不一样，在微生物学的历史上占有重要的地位，因为这是第一种被培养成功的人类重大传染病的病原菌，科赫因此和巴斯德并列为微生物学的奠基人。

他证明了一种细菌等于一种疾病。

　　到这时候为止，巴斯德和科赫走的是两条不同的道路。巴斯德走的是实用路线，他从法国经济民生的实际需要出发，解决一个又一个的重大问题，从酒变酸到炭疽疫苗，都解决了具体问题，取得了巨大的经济效益；科赫则是走基础研究的套路，从科技强国的角度出发，注重在微生物学技术上的更新，用新的技术分离细菌，一个又一个地分离出病原菌，使得德国的微生物学水平后来居上。巴斯德的缺点是知其然但不知其所以然，解决了具体问题，但没有发现其病原菌；而科赫虽然发现了病原菌，但没有找到预防或者控制其所引起的传染病的办法。

　　科赫意识到了这一点，科研成果必须能够应用，上次他分离出炭疽菌，结果炭疽疫苗让巴斯德搞成功了，这一次他决定不能让巴斯德再捡便宜，他要自己研究结核疫苗。1890 年，科赫发明了结核菌素，这是从结核菌中提纯出的蛋白，科赫希望这种东西能够成为结核疫苗。

　　结核菌素研制出来以后，科赫将之匆匆上市，希望能靠这个发明致富，由于他是在公立机构进行研究的，便要求有关部门另外成立机构生产结核菌素，预计年收益 450 万马克。

　　科赫的实验是在实验动物身上做的，他并没有在意结核菌素在人身上的反应更为强烈。结核菌素上市后便出现有效的报道，而死亡的病例则一直被忽视，因为医生用它治疗的都是晚期病人，直到尸体解剖后发现结核菌素并不能杀死结核杆菌，科赫只得从市场上撤回结核菌素，事后发现结核菌素中带有没有过滤干净的结核菌。

　　满城风雨中，科赫为了躲避风头，告假去埃及，但他仍然认为结核菌素有效并于1898年推出改良型结核菌素，最终证明对治疗结核无效。

　　后来奥地利科学家克莱门斯·冯·皮尔凯发现接种过马血清或者牛

痘苗的人对结核菌素有强烈的反应，因此提出了变态反应这个医学概念。皮尔凯后来又发现感染过结核的人也有同样的反应，因此发明了用结核菌素诊断是否被结核感染的检测技术，其中 PPD 检测①最为有效，一直沿用到今天。结核疫苗，也就是卡介苗，最终还是由法国人发明，被巴斯德研究所生产出来。

———————————

① PPD 检测是结合菌素试验，是用来证实结合分枝杆菌感染与否的一种检查方法。

1883 年，科赫来到埃及的亚历山大，和一组法国科学家一道研究霍乱。

"霍乱"这个词自古有之，和鼠疫一样，是现代医学借用了中医的名称，中医的霍乱指的是流行性腹泻。19 世纪，因为通商的缘故，一种由霍乱弧菌引起的、死亡率极高的急性肠道传染病开始传入中国，于是霍乱便专门指这种烈性传染病。从 19 世纪开始到新中国建立，霍乱在中国共计流行 46 次，其中 10 次为大流行，因此在新中国成立后，霍乱在烈性传染病中排在鼠疫之后，被称为二号病。

霍乱也是一种古老的疾病，但几千年来一直局限在印度，定期造成大流行，从未传播到印度之外的地方。1815 年，印度尼西亚坦博拉火山爆发，造成霍乱菌暴发性活跃。次年霍乱出现在孟加拉，于 1820 年传遍印度全境，超过 10 万英军和数不清的印度平民死亡。后来波及中国和印度尼西亚，中国的江南地区死亡率达到人口的 8%。这次霍乱大流行于 1826 年结束，此后霍乱一直在印度流行，从 1816 年到 1860 年，估计 1500 万印度人死于霍乱，从 1865 年到 1917 年，估计有 2300 万印度人死于霍乱。

第二次全球霍乱大流行从 1829 年开始，到 1851 年结束，从俄国开始，霍乱很快传遍欧洲和埃及，然后是美洲。1849 年，刚刚卸任不久的美国总统波尔克死于霍乱。这场霍乱的大流行在各国杀死的人数动辄以 10 万计，比如美国死了约 15 万人，墨西哥则死亡超过 20 万人。

第三次全球霍乱大流行从 1852 年开始，到 1860 年结束，仅俄国就死了上百万人，亚洲国家均受波及，中国还是达到疫区总人口 8% 的死亡率，日本仅东京一地就死了 10 万到 20 万人，欧洲也一样，西班牙在这场霍乱大流行中死亡将近 24 万人。

第四次全球霍乱大流行从 1861 年开始，到 1873 年结束，主要波及非洲和欧洲，奥地利和意大利的死亡人数都在 10 万以上。

第五次全球霍乱大流行于 1881 年开始，到 1896 年结束，是欧洲的最后一次霍乱大流行，在 1883 年到 1887 年间，就夺去了 25 万人的性命。科赫赶上的正是这场大流行，由于埃及历来是霍乱流行的地方，所以他和那组法国科学家分别来到亚历山大对霍乱进行研究。

在此之前，关于霍乱研究的突破是 1854 年英国医生约翰·斯诺发现霍乱与饮用被污染的水有关，在伦敦霍乱流行中，斯诺进行了认真的流行病学调查，对收集的所有病例进行分析，得出结论：霍乱起源于百老汇街的那个公共水泵。因为当时伦敦的供水系统还没有接通到苏豪区，因此这里的居民都去公共水泵接水。有了这个结论，斯诺便去那个公共水泵取样，希望用化学方法或者在显微镜下找到证据，但没有成功。

尽管如此，斯诺出色的统计分析足以说服地方当局关闭了这个水泵并取走扳手，此举在很大程度上控制了霍乱的流行。之后斯诺进一步证明由于供水公司从被污染的水源取水后送水上门，导致顾客中霍乱病例上升。

斯诺的研究是现代流行病学的开山之作，确立了统计在流行病学研究中不可动摇的地位，他因此被称为流行病学鼻祖之一。事后证明了斯诺的结论，因为那个水泵离一个粪坑只有 1 米，霍乱菌正是来自粪坑，粪坑里的霍乱菌来自一位得了霍乱的婴儿的尿布。

斯诺的理论在当时并没有被接受，但其后 30 年间随着微生物学的发展，欧洲各国开始对饮用水进行卫生处理，最后欧美各大城市终于消除了大规模霍乱的流行。

在亚历山大，科赫成功分离出霍乱菌，但并没有进行实验加以确定，后来人们发现意大利科学家菲利波·帕齐尼早在 1854 年就分离出了霍乱菌，但当年细菌致病说还没有被人们接受，帕齐尼的发现彻底地被忽视了。科赫确实对帕齐尼的发现一无所知，是独立发现霍乱菌的，帕齐尼恰好死于 1883 年，科学界肯定了科赫的发现后，也肯定了帕齐尼的发现。到 1965 年，霍乱菌的发现权最终被归于帕齐尼。

1890 年，科赫出任新建的传染病研究所所长，他马上把埃尔利希招来。埃尔利希因为在研究中感染结核，在埃及休养了两年才康复，随后和好友埃米尔·阿道夫·冯·贝林一起研究白喉抗毒素。冯·贝林发现感染了白喉的动物的血液中有抗毒素，这种抗毒素不能杀死细菌，但能中和细菌释放的毒素。在埃尔利希的帮助下，他成功地发明了血清疗法，使之成为第一种有效的传染病治疗手段。冯·贝林因此于 1901 年获得了第一届诺贝尔生理学或医学奖。但是这项工作不是他一个人的功劳，除了埃尔利希外，他还得到了在科赫手下工作的日本人北里柴三郎等人的帮助。巴斯德的助手鲁克斯和其他一些科学家后来也都独立研制出白喉抗毒素。

白喉抗毒素是埃尔利希取得的第一个重大研究成果，1897 年，他在此基础上提出了侧链理论，并成为科赫之后德国微生物学的领军人物。

　　冯·贝林的白喉抗血清，为德国微生物界扳回了一局，现在他们不仅能够发现病原菌，而且还能发明治疗传染病的办法，压倒了仅仅着眼于预防传染病的巴斯德团队。

　　这段时间巴斯德团队把注意力放在狂犬病上。1885 年 7 月，巴斯德用实验阶段的狂犬病疫苗救活了被疯狗咬伤的 9 岁男孩约瑟夫·梅斯特，3 个月后，又救活了被疯狗咬伤的 15 岁的让 - 巴蒂斯特·瑞皮耶。这种疫苗有别于之前的疫苗，因为普遍接种狂犬病疫苗没有实际意义，因此巴斯德研制出的疫苗是治疗用的，采取在狂犬病病毒致命之前，用减毒的疫苗激发出人体的免疫力，将人体内的狂犬病病毒杀死的办法。这种疫苗实际上是一种生物药物，激发人体本身的免疫功能，达到抗病祛病的效果。

　　法国的疫苗接种和德国的血清疗法的出现使得微生物学的研究达到了黄金时代辉煌的顶峰。在其后几十年中，这两种方法是对抗传染病的主要手段，尤其是疫苗，直到今天，还是预防传染病尤其是病毒性传染病的唯一手段。

17　魔球的梦想

19 世纪是微生物学的黄金时代，原因之一是此时正是全球范围又一个传染病活跃的时代，给了科学家们研究传染病病原的绝佳机会。

微生物存在于我们这个世界的各个角落，绝对的无菌基本上是不可能的事，也是不必要的。致病的细菌是少数，大多数细菌对人类是无害的，很多还是有益的。人这种生物在设计上就是能够在充满微生物的环境中生存的，人的免疫功能就是干这件事的，人的消化道也不是十分在乎吃进去多少细菌。和平时接触细菌的次数、数量相比，人因细菌致病的概率其实很小，可为什么细菌会在某个时刻成为人类生病的元凶呢？

举个例子，中国有个吹风着凉的概念，很多人认为发烧是着凉引起的。其实这是一个错误的概念，生病是因为免疫功能下降造成的。病菌到处都是，我们接触病菌的机会数不胜数，但只有免疫功能不强的人才会生病，因此防病治病就要从增强免疫功能下手，疫苗就是从这个角度出发而研制成功的。

从另一方面看，致病微生物的毒力也并非永远一样，尤其是那些剧毒的菌株。从生物生存的普遍规律来说，这类菌株是违反自然规律的，因为细菌的大量繁殖取决于有足够的寄生宿主，像黑死病这样把宿主杀死了一半，使细菌自己也没有办法大量繁殖，自然得走向灭绝。这是一种异常现象，不是细菌发展的自然现象，就像上文说的，是地球自我控制和调节的手段。

每一次烈性传染病出现，事先都会有异常现象。第一次和第二次人类鼠疫大流行发生在有史以来气候最异常的四年中的两个年头；霍乱的全球流行之前是坦博拉火山爆发，火山爆发后，全球气候异常，即使是夏天，气温也不高，在美国有"没有夏天的一年"之称。

经过几十年的研究和实践，科学隔离的办法成为预防烈性传染病的一个主要手段，尤其是对付新出现的烈性传染病。但是，隔离是对抗微生物的被动之举，人类能否在疫苗、抗血清和隔离之外，找到能够杀死微生物的药物？

答案是能，这个答案来自魔球的梦想。

保罗·埃尔利希让哥们儿贝林摆了一道，没能与贝林共享第一届诺贝尔生理学或医学奖，不过他也犯不上为此大动肝火，贝林就是那样的人，也吞了一道研究破伤风抗毒素的北里柴三郎的功劳。再说，埃尔利希的才华和贡献已得到了科学界的公认，1891年他成为柏林大学的教授，1896年主管血清研究中心，1899年出任法兰克福实验治疗研究所所长，几年后主持格奥尔格·斯派尔研究所，1908年终于因为在血清学和免疫学领域的成就和梅契尼科夫共享诺贝尔生理学或医学奖。

功成名就之后，埃尔利希并没有一丝的自满，他还是吃得很少，每天吸25根烟，在能找到的所有的纸上都写满了字，如果找不到纸的话，就在实验室的墙上写，在工作服上写，在桌布上写。一次他发现一名清洁女工把他写了字的桌布给洗了，就骗她说那桌布有毒，吓得她再也不敢动他的东西了。

在别人眼中，埃尔利希是一个疯子。在熟悉他的人眼中，埃尔利希只是过于沉浸在自己的梦想之中而已，那是一个很难实现的梦想。

Zauberkugeln。魔球。

埃尔利希从追随科赫开始就有了这样一个梦想：研究出一种能够在人体内只杀死微生物而对人体无害的药物。别人不相信，可是埃尔利希相信，魔球会有的，而且他正为此进行着疯狂的研究。

进入20世纪后，能够治疗传染病的药物，依旧只有奎宁一枝独秀，抗血清只是疫苗的副产品而已。奎宁是治疗疟疾的药物，来自金鸡纳树的树皮，秘鲁的印第安人一直用金鸡纳树皮来治疗由于温度太低导致的发抖症状。疟疾的主要症状就是发抖，俗称打摆子。1631年金鸡纳树皮在罗马第一次被用在治疗疟疾上，一试之下很成功，于是这种树皮成了秘鲁出口欧洲最主要的产品。1737年，金鸡纳树皮对疟疾的治疗作用被肯定，1820年奎宁被分离成功。因为有了奎宁，欧洲殖民者得以成功地在疟疾流行的西非建立殖民地。

奎宁是天然的药物，属于草药之列，埃尔利希并不想把全世界的草根树皮都筛选一遍，从中找到另外一个奎宁类的抗微生物药物，而是延续他对染料的热爱，希望从中找到一种合成化学药物。

埃尔利希认为，实现这个梦想有四个先决条件：耐心、技能、金钱、运气。

埃尔利希自己有耐心,他和他的手下也具备了研制抗细菌药物的技能,接下来就只缺金钱了。对于埃尔利希来说,这也不是问题。

从 19 世纪初开始,在德国还没有统一之前,德意志就开始了教育革命,其中心是教育科学化,一切从实践出发,实验室成为德国大学的重要组成部分。德国的大学毕业生不仅能够成为优秀的研究人员,也成为高速发展的德国化学工业出色的研发人员。德国的教育改革非常成功,到第一次世界大战之前,德国成为各国学子留学的圣地。约翰·霍普金斯大学就是美国的第一所德国式大学,把德国的研究式大学引进美国,使得美国的医学教育进入了现代化的行列,进而领先全球。

德国的大学和研究所拥有当时世界上最出色的人才,德国政府和企业界也在科学研究上下了血本,只要有好的想法,钱根本不是问题。

埃尔利希在研究细胞染色时发现染料对于不同的细胞是有选择的,有些细胞被染色,有些细胞不被染色,因此他相信会有一种染料专门染色被微生物感染的细胞,这样就能将之杀死。当时免疫抗体已经被发现,这是人体自身产生的抗感染化合物。在埃尔利希眼中,细胞就是一个小的化工厂,细胞能做到的,在体外用化合物一样能实现。

他选择昏睡病作为对象，这是非洲大陆南撒哈拉地区特有的由寄生虫导致的传染病，1901 年在乌干达发生的昏睡病大流行中，疫区三分之二的人被感染，25 万人死亡，正是这种病使得欧洲殖民者不敢深入南撒哈拉内陆。如果能找到对付昏睡病的办法，德国在非洲的殖民事业会有非常大的进展，因此德国政府愿意出资支持埃尔利希的研究。德国化学工业界也对此大力支持，因为埃尔利希是在染料中寻找治病的药物，如果他成功了，将为德国化工业开辟一个新的赚钱的领域。赫希斯特药厂本来就和埃尔利希实验室有合作关系，自然愿意出资。钱有了，对于埃尔利希来说，他所需要的只是运气而已。

埃尔利希听说氨基苯砷酸钠在实验小鼠身上治好了昏睡病，便开始以此为突破口进行实验。但氨基苯砷酸钠的毒性太大，因此埃尔利希就对其进行结构改变，试验了上百种氨基苯砷酸钠的变种，所有的变种都依次编号，到了 418 号的时候，埃尔利希对外宣布，他找到了治疗昏睡病的药物。

可惜他高兴得太早了，418 号还是毒性太大，无法在人身上使用，埃尔利希团队只好继续埋头研究。

昏睡病研究的一大问题是这个病过于凶险，用昏睡病动物做模型，很可能导致研究人员也得昏睡病，埃尔利希希望能找到一种毒性弱的替代模型。几年前，德国的埃里希·霍夫曼和弗里茨·理查德·绍丁分离出了梅毒螺旋体。梅毒和结核、麻风并列为三大慢性传染病，是一种性传播疾病，它是原生于美洲大陆的疾病，被哥伦布远航队带回欧洲，出现变异后开始大流行，第一次流行就导致全欧超过 500 万人死亡。埃尔利希认为梅毒螺旋体和昏睡病的病原体相似，可以用梅毒来进行昏睡病的研究。这个假设后来被证明是错误的。

　　埃尔利希发现梅毒螺旋体能够感染实验动物，就让他的助手、出自北里门下的秦佐八郎把所有的化合物在梅毒模型上重新测试一下。1909年，秦佐八郎发现606号不能治昏睡病，但能治梅毒。1910年，他们宣布了这个发现。

　　对于欧洲人来说，梅毒要比昏睡病可怕多了，在此之前，能治疗梅毒的只有汞，梅毒是欧洲人400多年来的一个噩梦。这样一来，虽然不能为德国的殖民事业做贡献，但对于化学工业来说，这个发现无疑是一个聚宝盆。

　　埃尔利希实验室制备出大量的606，供医生们在病人身上做试验，结果不错，赫希斯特药厂很快以"撒尔佛散"为名销售这种药物。

　　撒尔佛散开创了合成药物的领域，是一项领先于时代的研究成果。但埃尔利希并不满意，因为撒尔佛散不符合他的魔球标准，这种药毒性还是太大，只能一周用一次，而且不能肌肉注射，因为会导致肌肉损伤，只能进行静脉注射。注射撒尔佛散时人很疼很痒，还会伤害肝脏，长期使用有生命危险，一些病人因此而死，很多病人被副作用吓怕了，拒绝完成疗程。埃尔利希马上开始研究毒性减弱的类似化合物，很快就有了新的发现，1912年"非撒尔佛散"上市。

　　对于埃尔利希的药物，人们是这样评价的：等于警察在人群中向罪犯开枪，打死一个，伤及很多无辜，这种东西不是魔球而是魔弹。

　　不管怎么说，合成药物的时代来临了，赫希斯特药厂因为这个药成为德国最大的药厂，这个药也为埃尔利希赢得了身后的名声。

　　埃尔利希在此之后研究的所有药物都失败了，他始终没有找到心中的魔球。由于撒尔佛散的副作用和毒性，很多医生指责他，埃尔利希为此而酗酒，1915年死于心脏病，葬于法兰克福犹太人墓地，他的墓地后来被纳粹所毁。

秦佐八郎回到日本后，帮助创立并执掌北里大学。

埃尔利希死的时候，第一次世界大战正打得昏天黑地，正是这场大战结束了微生物学的黄金时代，使微生物学进入了收获的季节。

19 前方叫急

和活跃的传染病一样，战争在世界各地不断地爆发。1899年，第二次布尔战争打响了。在这场战争中，英军大部分伤亡不是因为作战，而是生病，仅死于伤寒等疾病的就有15000人，是死于布尔人之手的士兵的两倍。

伤寒是沙门菌引起的疾病，一直是常见的传染病。巴斯德的两个女儿就是死于伤寒，导致他毕生专注于对抗传染病，为的就是不让更多的孩子死于伤寒。但直到他去世，人们对伤寒还是毫无办法。

19世纪末，美国芝加哥每10万人中就有65人死于伤寒，最严重时的1891年，达到每10万人死亡174人。最有名的人物是"伤寒玛丽"，她是纽约的一名厨师，此人是天生的伤寒菌携带者，导致多次伤寒流行，直到被终生隔离。

1880年，卡尔·约瑟夫·艾博斯发现伤寒杆菌，4年后格奥尔格·噶夫克证实了这个发现。第二次布尔战争开始后，军中有人建议对英军全军进行伤寒疫苗的接种。

此人叫奥姆罗斯·赖特，是大英帝国的一位军医，曾受教于埃尔利希，专门从事疫苗研究，1897年，他研制出伤寒疫苗。得知帝国再度用兵南非后，赖特向军方高层建议给全军接种伤寒疫苗，这个建议被将军们拒绝了，因为赖特的疫苗没有经过临床验证，这等于让皇家军队当试验用的豚鼠，一旦出现副作用，军队就会大量减员。

远征布尔的部队没有接种赖特的疫苗，结果大批人得伤寒而死。赖特争取到给驻扎在印度的英军接种他的伤寒疫苗的机会，获得成功。赖特公开指责军方拒绝接种他的疫苗，导致大量军人死亡。这件事公开了，他也无法再在军中待下去了。1902 年他辞去军职，到圣玛丽医院建立了一个疫苗研究实验室，几年后因为在伤寒疫苗上的成就受封爵士，成为英国最出色的细菌学家。

第一次世界大战开始后，战争很快打成了僵持的局面，前线伤亡惨重，临时医院里住满了伤兵，让从来没有见过这么大伤亡的各国军队医疗系统陷入一片混乱。英军虽然在这方面要比其他国家的军队好一点儿，但也一样叫苦不迭，尤其是人手不足，只能紧急征召医疗人员。

被认为是英国最好的细菌学家的赖特已经 50 多岁了，一战开始后，他又犯了老毛病，在各种场合攻击英国军方没有做好医疗保障工作，用野蛮人的卫生水平去应付这场现代化战争。赖特爵士对军方的批评其实有些苛求了，英国远征军本着速战速决的原则，认为这场战争很快就会结束的，这样一来对伤亡的情况就严重估计不足。和其他国家的军队相比，英国远征军的医疗服务还算不错的，在前线设立救护站，将伤员快速处理包扎后火速送到后方医院，在那里伤员得到最大可能的治疗，然后被送回英国进行最后的康复，布洛涅的第 13 综合医院就是后方医院之一。

从理论上讲，第 13 综合医院在当时应该算是一座现代化医疗中心，医院是由镇上的赌场改造的，装备很先进，卫生条件也很好，护士的数量很多，医生也是帝国最出色的，可是伤员还是大量地死亡。

　　原因只有一个：感染。

　　从石墙杰克森到一战，半个世纪了，战地医院在伤口感染的问题上一点儿进展都没有。尽管伤员们得到了第一流的医疗服务，但还是大批大批地死亡，死于感染的军人比死在敌人枪弹下的多得多。

　　军方知道是细菌引起的感染，可是束手无策，只好厚着脸皮又去找赖特，希望这位英国最伟大的细菌学家能不计前嫌，帮助军队解决伤口细菌感染的问题。吃一堑，长一智，这一次，英军都注射了赖特研制的伤寒疫苗，结果在第一次世界大战中，英军的伤寒病例可以忽略不计。

　　对于赖特能否出山，军方心里毫无把握，赖特本来就对军方有成见，现在又因为伤寒疫苗而功成名就，自信得一塌糊涂，怎么可能回到军队老老实实地服从命令听指挥？但除了他，别人也解决不了细菌感染的难题。军方咬咬牙，准备了一堆条件和待遇，没想到爱国的赖特毫不犹豫地答应了，还把实验室也搬到了布洛涅。

　　赖特在军营里还是在圣玛丽医院搞研究时那副德性，根本就不在乎军容风纪，医院里的宪兵也拿他没办法。赖特有他的打算，他要利用来到法国的这个难得的机会，建立世界上第一个军事医学实验室，以尽快解决创伤感染的问题。赖特很自信，认为做到这一点不难，借用他研制伤寒疫苗的方法，只要能够找到是哪种细菌导致伤口感染，制出有针对性的菌苗，给士兵们注射，问题就解决了。

　　赖特的自信除了来自他在伤寒疫苗上的成功，还来自他的团队。

20　消毒行不通

　　圣玛丽医院的研究室在赖特的领导下，在疫苗研制和生产上取得了很多成果。赖特手下均是青年才俊，其中两位日后大放光彩。其一是时年33岁的亚历山大·弗莱明。弗莱明于1903年进入圣玛丽医学院学习，几年后来到赖特手下，1908年成为讲师，这次是以皇家陆军医疗队上尉身份参战的。另外一位是比弗莱明小两岁的雷纳德·科尔布鲁克，于1907年投奔赖特。

　　赖特实验室一向雷厉风行，尤其注重能够自己动手、因陋就简的能力。几个礼拜后，他们就能够在布洛涅进行一流的实验了。这时是1914年秋天，他们用现有的菌苗挨个给伤员们接种，可是都不管用。几个月过去了，赖特终于从速战速决的一厢情愿中清醒过来，意识到他和前线战壕里的将士们一样，陷入持久战了。意识到这一点后，赖特让大家重新回到实验室，从准确地发现造成感染的细菌开始，研究感染是怎么开始的、怎么进展的，身体是怎么做出反应的。

　　如此静下心来一研究，才发现他们从根子上就错了。

　　在战争中研究战争，英军做得不错，第一次世界大战的战地医疗服务是根据在布尔战争中得到的经验教训准备的，比如接种伤寒疫苗，就接受了布尔战争的教训，使得一战期间英军没有几个得伤寒的。但是在对付伤口感染上，将布尔战争中得到的成功经验用在法国前线，就成了在错误的地点进行一场错误的战争。

　　早在布尔战争之时，英军就意识到伤口感染的问题，并且将李斯特的手术消毒措施应用在战地救护上，取得了非常出色的成绩。医生们用抗菌剂处理伤口，或者把抗菌膏涂在伤口上，对手术器械进行彻底消毒。这些办法奏效了，布尔战争期间，英军的伤口感染现象并不严重，这是现代化消毒在战地救护中第一次显示了它的威力，军方医疗系统认为他们已经解决了这个问题。

　　但是，英军将这个成功的经验搬到法国前线后，却根本无效。赖特总结了一下，发现这种方法只适用于南非。布尔战争的战场环境很干燥，战场遍布岩石，英军主要被布尔人的毛瑟枪所伤，伤口整齐干净，用抗菌剂处理后再定期换药就能够避免伤口化脓。可是在法国前线就不一样了，首先秋雨连绵，其次士兵大多为炮弹的弹片所伤，炮弹着地后，弹片裹着泥土击中士兵，伤员往往倒在水中，要等几个小时才能得到救护。

　　法国前线根本不存在那种干净的伤口，赖特的手下在伤员们的伤口中发现了各种各样的细菌，很多是存在于马和牛的粪便之中的。受伤一两天内，起码有十几种细菌在伤口里大量繁殖，用抗菌剂根本无法彻底消毒，这些细菌中有很多是致命的，包括引起破伤风和气性坏疽的细菌、金黄色葡萄球菌、链球菌等。由于伤员不能及时被送到医院，等医生处理伤口时，已经太晚了。细菌的种类太多，即便是复合菌苗也无法对抗所有的细菌，有那么一两回侥幸用对了菌苗，却因为细菌的数量太多而无法成功。

　　第13综合医院的大量伤兵给了赖特一个研究伤口感染的理想基地，

研究人员们得以观察坏疽性感染的自然进程。他们每天从伤兵的伤口中取样，检测细菌的种类和数量，测量在伤口不同部位的白细胞的数量来衡量病人的免疫反应，把这些结果和病人的整体健康状况相对应。

他们发现破伤风菌在三分之一的伤口中出现，链球菌在一半的伤口里面出现，而引起坏疽的微生物在90%的伤口中出现，这些感染始于沾满泥土的衣服，弹片将衣服上的泥土带进了伤口。他们把细菌样品放入试管中，人为制造出伤口的深部感染的模型，然后用抗菌剂处理，发现大剂量的抗菌剂也无法杀死这些深处的细菌，也就是说，用给伤口消毒的办法是不能阻止感染的。总会有一小部分细菌没有被杀死，而且人体会很快将抗菌剂排出去。

更为严重的是，抗菌剂在杀死细菌的同时，也杀死了人的免疫细胞，导致局部免疫功能下降或者丧失，使得伤口的状况更为恶化。赖特计算过，如果想把伤口中的细菌都杀死，所用的抗菌剂剂量也足以把人杀死。

在这种情况下，赖特决定放弃对症治疗，走调动人体抗菌能力的道路。

经过一番实验，他们开始对外科医生们进行指导。

当时外科手术的程序是做完手术后尽快把伤口缝合起来，赖特的研究表明，伤口最好不要马上缝合，这样可以让空气把细菌杀死。当时还有一个程序是伤口缝合后每天换纱布以保持伤口的干燥，赖特发现淋巴细胞在潮湿的环境中比较多，因此每天换纱布不仅很痛，而且会增加细菌感染的危险。他建议不要用干纱布，而要用盐水浸泡过的纱布，因为细菌不喜欢盐。赖特还发明了一种新型包扎方法，既包扎了伤口，又能够让空气流通。

　　但是，他面临着一个问题。有些细菌能够在空气中生存，但造成坏疽的细菌则是厌氧的，需要在没有空气的地方生存，有空气或者没有空气，都会有细菌繁殖。

　　正因为有大批的伤员可供观察研究，赖特团队有一个重大发现，就是感染有不同的阶段。一开始，主要是链球菌和金黄色葡萄球菌这些喜欢氧气的细菌在繁殖，这样一来伤口里的氧气全被它们消耗干净了。但如果把伤口缝合包扎上的话，就为厌氧菌提供了一个绝好的繁殖环境。70%的死亡是因为链球菌感染造成的，也就是说，如果能阻止链球菌感染，就能够阻止大部分伤口感染。但是他们做不到，也不知道为什么所有的菌苗对链球菌都无效，也没有药物能够阻止链球菌感染的发展。缝上伤口，链球菌不长，可是坏疽出现了；打开伤口，坏疽不会出现，可是链球菌疯长。这是一个两难的处境，怎么办？

21　被战争改变了的人们

赖特只能在实践中探索，他认为在两者之间要把握得当。医生们习惯少切除组织、尽可能把伤口缝严，而他在研究中发现细菌在损伤和死亡的组织中繁殖得快，因此他要求医生们多切除伤口附近的组织，直到认定到了健康的部位为止，哪怕一直切除到骨头。手术之后，先将伤口敞开几天，到没有发现感染时再缝上，也就是先消毒后缝合。

他反对手术后把伤员马上送回英国疗养的做法，因为这段时间有可能出现感染，伤员需要待在同一个地方才能得到适当的治疗，把这些带着缝得死死的肮脏伤口的伤员送回英国等于送他们去地狱。

赖特很快发现，他很难说服外科医生们按他的办法做手术。这些外科医生在战前都不是军医，平时一下午也就做五六个手术，到了法国一天要做三四十个手术，已经累得昏头昏脑了，加上他们的行规是伤口越小表明水平越高，切除的组织越少越自豪，再说他们对李斯特的灭菌法也很崇拜。而军方则因为战地医院病床紧张，希望尽快把伤员送回英国，这样战地医院才能够应付源源不断的伤员，如果采用赖特的办法的话，是不可能治疗所有的伤员的。

说话没人听，赖特非常沮丧，几乎不想干了，认为还不如拿枪上前线去和德国人拼命。医院管理部门也很不爽，觉得赖特唠唠叨叨的太影响医生们的工作了，向上级要求把赖特调回英国去。好在英军医疗服务主管部门里有明白人，让赖特继续在第13综合医院待着。

等到战争越打越残酷，伤员从以千计到以百万计的时候，赖特的话就有人听了，因为英国经不起让细菌感染杀死那么多士兵了。

第一个改变是手术的时候多切除一些组织，外科医生们按新规定，把伤口周围四分之一英寸的组织一道切除掉，然后进行抗菌处理。对此赖特表示欢迎，但依旧认为外科医生们过度使用抗菌剂。

第一次世界大战时的伤口处理在今天看来哪里是治疗，根本就是在行刑。一共分三个步骤：首先切开伤口，把伤口中的异物、坏死组织清理掉，其次用漂白剂和硼酸反复清洗，最后天天检查伤口里是不是有细菌生长。截肢者要在手术结束后，每隔两小时用抗菌剂洗10分钟，那些抗菌剂比今天的洗衣粉还具刺激性，溅到床单上就会烧出洞来，感染严重的伤员干脆被放在橡胶床垫上。这种伤口处理方法并不能杜绝医院中的细菌感染，但在没有其他办法的情况下，这种办法有时候是有效的，不仅能够避免很多二次截肢，也挽救了很多生命。

由于对伤口的细菌感染无能为力，赖特在一战中一直非常不愉快。尽管四年中他从来没有休息过，一直在寻找有效的办法，他的整个团队也处于精神崩溃的状态，但就是没有成功，赖特觉得自己是个彻底的失败者。但是，对于英国军方来说，赖特帮了大忙。在一战中一共有将近200万名伤员被送进医院，虽然其中五分之一死亡或者终身残疾，但如果没有赖特的研究，这个数字会大大提高。

战争结束了，当赖特团队回到英国后，几乎在每个街角都能看到缺胳膊少腿的退伍军人，阻断感染的办法还是把感染的部位切掉。赖特向弗莱明和科尔布鲁克感叹道："现代医学的最大进展只是杀人而不是救人。"

弗莱明和科尔布鲁克从赖特衰老的脸上看到了绝望，也看到了对他们的厚望。

一战开始后，德国的年轻人踊跃上战场，其中有一位叫阿道夫·希特勒的落魄画家。希特勒加入巴伐利亚预备步兵16团，在西线参加了历次战役，于1917年升为上等兵，获一级铁十字勋章和二级铁十字勋章各一枚，最后于1918年因遭到芥子气攻击而暂时失明，在他养伤期间，德国投降。

另外一名自愿上战场的年轻人叫格哈德·多马克，是基尔大学一名刚刚入学的学医的学生，在爱国热情的感召下加入法兰克福手榴弹团。该团在西线遭到重创后被调到东线。多马克于1914年圣诞节前头部受伤，幸好不严重，战地医院给他包扎止血后，把他送上去柏林的火车。柏林的军队医院发现他是学医的，等他养好伤后就让他接受战地医疗训练，然后来到乌克兰的一所战地医院。

德军的伤亡一样惨重，而医护人员尤为缺乏，普法战争打了10个月，双方共伤亡了25万人，只相当于东线一场战役的伤亡人数。多马克在战地医院的任务是接待新伤员，那些得了传染病比如霍乱的，要尽快从营地中转移出去，轻伤员因为存活的希望大所以要尽快做手术，对于重伤员则以安慰为主，给他们信心，直到他们死去。

有时候他也被叫到手术室帮忙，由于伤员太多，不可能严格消毒，甚至根本不消毒，两年之内，多马克参加的手术比大多数外科医生一生中参加的还多。在这里，他也接触了细菌性传染病，经常有人死于霍乱，但更多的人死于手术后的细菌感染，尤其是坏疽。医生能做的就是不停地切除，但是一旦出现坏疽，病人就没救了；一旦坏疽在病房里出现，会杀死一半病人。1918 年他被调到西线，直到德国投降。

战争结束时，多马克和赖特团队一样感到精疲力竭，但和对现代医学失去信心的赖特不同的是，这段战地救护经历让多马克下定了决心：成为一名细菌学家，发现一种办法，阻止细菌感染。

战争结束后，多马克回到基尔大学继续读书。一战后虽然德国经济非常不好，但医学教育在世界上还是首屈一指。基尔大学的医学教育非常出色，可是和德国其他地方一样食物短缺，多马克和他的同学们都很瘦，不少人，包括他在内，都曾经在上课的时候因为饥饿而晕倒。

一战改变了很多人的生活，也影响了历史。多马克也因为一战而改变。但多马克不是垮掉的一代，他有他的目标和信念，无论条件怎么艰苦，都动摇不了他对科学的追求。

22 去做细菌培养师

20世纪20年代，微生物学的黄金时代结束了。在这个时代里，以巴斯德和科赫为首的一批微生物学家创立和发展了微生物学技术，从而分离出各种重大细菌性传染病的病原。这个时代是科学快速发展的时代，但在治疗上则远远落后，免疫学的诞生解决了一些传染病的预防和治疗问题，但在对付细菌感染上，还是没有办法。一旦感染出现，再好的医生也无能为力，在这个时候，他们所能做的和中世纪的僧侣并没有本质的区别。

古希腊的体液说影响了2000多年，和中医理论一样，这套学说讲究平衡，放血疗法就是建立在这套理论之上的。从朴素的世界观上考虑，这套学说对于其他疾病有一些效果，但一旦面对传染性疾病，则束手无策。

1799年，乔治·华盛顿患了严重的咽喉炎，请来美国最好的医生，用最现代化的办法治疗。医生们给华盛顿服用含有有毒重金属汞的药剂，不仅要喝下去，而且还要注射，同时服用一种有毒的白盐让他出汗和呕吐，还用一种腐蚀性的膏药涂抹他的皮肤，让他喝热醋把咽喉烧烂，一共放了四回血，加起来超过两升。

如果今天给人这样治疗，等于是杀人，但这就是当年最高级的医疗水平，是根据以毒攻毒和平衡的理论建立的。华盛顿经过这些治疗后去世，所以到今天还有不少人认为是医生们而不是疾病杀死了华盛顿。

到了多马克学医的时候，体液学说和放血疗法等终于退出历史舞台，医生们对疾病的原因和病程有了很多的了解，医学终于成为科学。伴随而来的是生物化学的出现，治病不再靠经验和摸索，而是要靠科学依据。这种情况下，随之兴起的是无为而治，加强自身的免疫功能，让身体自己去抗病。

人们从一个极端走到另一个极端，但是同样不能对付传染病。

多马克在医学院里学到的新式医学看起来很复杂，但原则只有一个：如果医生没有把握的话，就让病人自己去抗病吧。医学家们对人体了解得越多，就越感觉到人体是一个奇妙的机器，人的新陈代谢具备防病抗病功能，哪怕是最厉害的疾病也不在话下。致病微生物无处不在，但人体是能够抵御它们的。医生的作用是给病人提供舒适的条件，缓解他们的疼痛，减少他们的心理负担，为病人和家属提供信息和解释，简而言之，就是观察、等待和希望最好的结局。

对于医生来说，不是他们不给病人治，而是根本没办法治。虽然市面上有上千种所谓能治传染病的药物，只有治疟疾的奎宁和治梅毒的撒尔佛散是真正有效的。有一位医生认为市场上的药物中只有十分之一有点疗效，另外一位医生认为这个估计太高了，真正有效的只有十种左右，能列举出来的有奎宁、阿司匹林、胰岛素、地高辛和几种止痛药。但是制药的千方百计让人们买药。所以在当时，好医生对于任何一种药物都采取不信任的态度，一句话，世上没有药。

没有药，怎么办？难道和中世纪一样去找上帝？医生们只好用先进的医疗护理来代替。后来出任耶鲁大学医学院院长和纽约大学医学院院长的刘易斯·托马斯是这样说的："病人能否存活取决于疾病的自然进程，医学只能产生极少影响，甚至毫无作用。"

1993年去世的托马斯看到了医学改变了疾病进程，但在20世纪前几十年，多数医生认为这种状况是不会改变的。从现代生物医学诞生开始，几百年过去了，医学界普遍认为发现有效药物的想法是不切实际的，甚至不值得去尝试。人们认为，医生去研究新药是为了赚钱，在病人身上试验新药是不道德的，药物都是一些私人药厂生产出来的，根本没有经过严格的临床试验。医学教育重在诊断，根本不学药理。

微生物学的研究这时候已经很成熟了，多马克知道有些细菌通过释放毒素致病，有些细菌通过入侵组织和细胞致病，有些细菌在氧气丰富的血液中繁殖，有些细菌在没有氧气的肠道里繁殖。他和微生物学的前辈们一样，把显微镜当成自己的朋友，天天泡在实验室里。1921年，26岁的多马克以全班最高成绩毕业，他的博士论文是关于肌肉细胞生化的。

毕业后，多马克在本城的医院内科实习，医院里有大量的结核和肺炎病人，给了他一个很好的研究机会。当时免疫学刚刚兴起，抗血清疗法很流行，但这种治疗办法太昂贵，也不实用。采用这一办法的医生们得先确认是哪一种细菌造成的感染，把这种细菌分离出来，大量培养，然后在动物身上制备出抗血清，多数情况下，没等抗血清制备成功，病人早死了。有些病只有几种致病菌还好办，但另一些病，比如肺炎，致病的细菌太多了，起码有上百种，根本无法制备抗血清。抗血清疗法是一种个性化医疗，现代化的个性化医疗必须建立在标准化医疗之上，但当时还没有标准化医疗，就谈不上个性化医疗。更何况还存在个体差异，抗血清对某些人有效，对某些人无效，还有些细菌的抗血清根本不具备治疗效果。

打算用抗血清治病，唯一的办法是制备出各种已知细菌的抗血清。世界上只有一个地方有这个能力，那就是富饶的纽约市。

在20世纪20年代，医学界的主流相信只有人的免疫系统能对抗传染病，而赖特在第一次世界大战前便预言道：未来的医生将会是细菌培养师。

刚刚走出医学院大门的多马克也是这么认为的。

23 待不住的象牙塔

面对免疫学新发现和新理论层出不穷的现状，多马克对人体的抗病能力充满信心，他认为早晚会发现能够直接对抗疾病的免疫学机制，也把自己的时间都花在将细菌给实验动物接种以观察动物的免疫反应上。

发现自己更愿意待在实验室，多马克决定做一名病理学家。1923年，在德国病理学会上，他遇见了格拉夫瓦尔德大学病理研究所年轻的所长沃尔特·格罗斯，格罗斯提供给他一份工作，他接受了。

1923年6月，多马克打算成家了。在战前他就和一个女孩有联系，那个女孩叫格特鲁德，在日内瓦德国商会工作，两人通信已经九年了，他一直想等自己事业有成再求婚，但现在他等不及了。多马克约格特鲁德在康斯湖见面，准备在那里求婚。那天，他来到火车站，发现准备坐的那趟车满员了，只好等下一趟。上车后，因为人多，他只在尾部车厢找了个座位。火车抵达慕尼黑之前，由于出现了机械故障，暂时停了下来，他下车去买饮料，刚刚下车不久，就听见一声巨响。

另一辆列车正好撞在他乘坐的那辆车的尾部，把他所在的那节车厢撞烂，一共有48人死亡。这是德国40年来最严重的火车事故。如果他不下车买饮料，肯定在劫难逃。

　　大难不死，多马克又约格特鲁德于圣诞节在德累斯顿见面，这一次没有发生任何意外，他求婚，她接受了，但却没有条件马上结婚。

　　多马克到了格拉夫瓦尔德大学后，就用不着看病人了，可以把全部精力集中在对细胞和染料的研究上。很快，他发现了库普弗细胞的吞噬功能，以为自己取得了重大成果，可是到图书馆一查，发现这个结果早在15年前就被别人发现了。不过他还是很高兴，因为这是他自己独立发现的，这让他充满自信。多马克继续研究库普弗细胞，发现其在免疫系统中，除了具备杀死细菌的功能外，还具备杀伤细菌的功能。这么说来，从抗菌的角度，除了可以杀死细菌的抗菌剂外，也可以生产一种杀伤细菌的药物。于是他在这个方向上继续研究下去，格罗斯对此很欣赏。1924年，多马克成为教授并开始发表文章。1925年，格罗斯去了蒙斯特大学，也带上了多马克，给他的薪水也提高了，多马克和格特鲁德终于可以结婚了。

　　可是没想到格罗斯在蒙斯特大学不受重视，这样一来，作为他的手下，多马克的前途也很渺茫。结婚以后那点薪水也不够用了，只能租人家的一个房间，穷得像教堂里的耗子一样，每月剩下的薪水至多能买一瓶葡萄酒。1926年，他们的第一个儿子出生，三年后生了一个女儿，其后又生了两个儿子。

　　长子出生后，多马克一家顿时穷困潦倒，多马克很快意识到养家糊口是最迫切的难题。此外，蒙斯特大学对病理所的资助很少，限制了他的研究，格罗斯又比他岁数大不了多少，因此他也没有上升的可能。他削弱细菌以征服疾病的想法已经很成熟了，但没有人愿意进行这方面的药物研究。虽然格罗斯还是一如既往地支持他，但现在格罗斯人微言轻，无法帮他实现自己的想法。

就在这时，他收到一封信，来信的人叫海因里希·赫连，是拜耳公司药物研究项目的负责人。拜耳公司总部就在蒙斯特附近。赫连在信中说他读了多马克在《科学》杂志上发表的有关免疫系统的文章，对他的想法很感兴趣。现在拜耳公司加大了科研力度，赫连受命建造一座新的研究大楼，其中包括一个最现代化的病理学实验室，将配备技术人员和大量的实验动物，并有机会和世界上最优秀的化学家合作。他们在寻找一位年轻、有天赋、在医学和动物实验上都有经验的科学家出任实验病理学主管，薪水多少自不必提，大家都知道化学工业界素来用高薪聘请科学人才，公司的投入很大，而且会逐渐增多。赫连询问多马克对此是否有兴趣。

多马克当即回信：本人非常感兴趣。

这并非一文钱难倒英雄汉，而与德国的具体情况有关。

在其他国家，从大学到了企业，就等于荒废了武功。但是在德国则不同，德国有世界上最好的学校，而且学校和企业之间联系非常密切。德国自从教育改革开始，就注重实验，学校的教育和培训也着重于为企业，尤其是德国化工业提供合适的人才。在这种情况下，大学的科学家们并不像别国科学家那样，有在大学工作比在企业工作高一头的感觉，而企业也有自己的实验室，用高薪、先进的仪器设备来吸引优秀人才。企业还大量资助大学系统的科学研究，以达到互利的目的。埃尔利希的魔球研究就是靠企业资助，企业也借此机会赚了大钱。

接受赫连的邀请，多马克便能够养家糊口，而且也能够按自己的想法研究削弱细菌的药物。更让他感兴趣的，是一个闻名已久的人——拜耳公司的大老板卡尔·杜伊斯堡。

24　死而复生

　　拜耳公司诞生于 19 世纪 60 年代，正值德国在染料业上奋起直追之时。当时公司叫弗里德里希·拜耳公司，公司创始人拜耳是一名丝绸织工的儿子，他开发的第一个产品是厨房涂色剂。拜耳公司很赚钱，雇了一位叫卢帕的商业经理，卢帕和拜耳的女儿结婚，得以成为拜耳的自家人。卢帕很有商业头脑，认为做配方不如自己开发染料赚钱。在他的建议下，1882 年，公司高薪雇用了三位年轻的化学家，准备自己开发新的染料，其中一位就是 21 岁的卡尔·杜伊斯堡。

　　英俊的杜伊斯堡并不是化学天才，但他很勤奋，也很有运气，来到拜耳后首先靠运气发现了一种新的化合物，其次出于意外发现了另外一种。他和卢帕一样聪明，娶了卢帕的侄女，所以在公司内部升得很快，25 岁时成为实验室主管，进入管理层时年仅 40 岁，50 岁的时候执掌拜耳公司。

　　在这段时间内，杜伊斯堡发现并充分展现了自己的天赋——工业管理。拜耳公司在他的管理下蒸蒸日上，成为德国第三大化学公司。1903 年他到美国考察拜耳新公司的地址，对美国的标准石油公司十分赞赏，认为德国化学工业也应该兼并或者合并，以减少竞争，增强竞争力，并将业务扩展到药物研制领域。

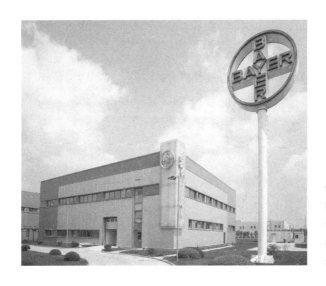

拜耳公司诞生于19世纪60年代，正值德国在染料业上奋起直追之时。

杜伊斯堡回到德国后，马上找到德国排名前两位的化学企业赫希斯特公司和BASF公司的负责人，把这个建议和他们说了。听完他的讲述后，这两家公司的负责人请他把想法写出来，杜伊斯堡一写就是58页：德国的化学工业是全球最好的，研究水平也是全球最高的，甚至销售能力也是全球最强的，但是德国化学工业的成本太高，有内部竞争、重复科研等诸多因素，如果进行合并，就能够大大降低成本，增强竞争力。

杜伊斯堡的报告很让人震动，但赫希斯特公司觉得自己是德国化工业的老大，实力强，不同意合并。杜伊斯堡便和BASF公司联合，双方开始为合并做准备，就要大功告成时，他在报上看到感到威胁的赫希斯特公司也在和其他公司进行合并。拜耳公司和BASF公司马上开始合作，Agfa 公司也加入了。1907 年，赫希斯特公司和另外两家公司合并。这两家公司在第一次世界大战中建立了合作关系。

合作给大家带来了好处，杜伊斯堡成为德国化学工业的明星。眼看德国化学工业就要像洛克菲勒整合美国石油工业那样出现垄断企业了，结果，一战以德国战败而结束，几乎独霸化工产品的德国化学工业一下子跌到谷底。

一战结束时，杜伊斯堡的豪宅被英军征用了，一家人被赶到其中的两个房间去住，地方不够就住阁楼。战后，左翼开始在拜耳公司里组织工会。由于德国财政危机，大学也办不下去了，科研水平急剧下降，而德国化学工业间的竞争尤为激烈。一战开始后，敌对国家由于得不到德国的化工产品，只能自力更生，因此各国的化学工业都得到快速发展。战后，战胜国对德国化学工业大肆掠夺，很多资产和专利、商标都归了别人。美国一家公司低价收购了拜耳公司在美国的所有资产，包括著名的拜耳阿司匹林品牌。直到今天，在美国，拜耳牌阿司匹林也不是德国拜耳公司出的，而是美国斯特林公司生产的。

曾经世界第一的德国科学被抛下了顶峰，通货膨胀使得这一切雪上加霜。战前，4 马克兑换 1 美元，1920 年初，49 马克兑换 1 美元，两年后 188 马克兑换 1 美元。1923 年 1 月，49000 马克兑换 1 美元；9 月，1.26 亿马克兑换 1 美元；10 月底，725 亿马克兑换 1 美元；11 月 20 日，42000 亿马克兑换 1 美元。那时一磅面包要 8 亿马克，一磅黄油要 200 亿马克，拜耳公司 1923 年年度报表的总数达到 20 位数字。

但是，德国化学工业不仅存活了下来，而且东山再起，后来它们不仅能够盈利，居然连过去的债务都还清了。这一切都得益于通货膨胀，因为汇率的原因，德国的产品在其他国家便宜得不可思议。拜耳公司在一战中保存完好，现在必须开足马力才能满足需求。杜伊斯堡保证工人的食品供给，使得左翼运动在拜耳公司根本没有市场。巨大的盈利使得拜耳公司又有了开发新产品的能力，比如合成农药、合成橡胶、合成汽油，以及新的药物。到1924年，除去通货膨胀因素，德国化学工业总值为战前的三倍，加上税法对大公司有利，到了真正合并的时候了。

1924年，杜伊斯堡召开董事会，联合体有两巨头，他和BASF的老板卡尔·博斯。BASF公司是靠提取氮致富的，博斯则是科学家类的经理人才，1931年还获得了诺贝尔奖。他和杜伊斯堡互相看不上，董事会开始后，两个人就为未来公司老板的位子争上了，少数人支持建议彻底合并的杜伊斯堡，多数人支持建议松散联盟的博斯。后来索性一派人待在杜伊斯堡豪宅的酒吧，另一派则待在桌球室，由中间人来回传话。最后博斯胜了，他出任总裁，杜伊斯堡出任董事会主席，IG 法本公司成立了。

IG 法本公司是德国有史以来最大的公司，也是欧洲最大的公司，同时也是世界上最大的化学公司，按雇员数量算是全球第三大企业，只有美国的标准石油公司和GM公司能够压倒它。在IG法本公司旗下，原来各公司的研究和生产力量合为一体，这样能够节省出大量的人力物力去研发新的产品，去争取更大的利润。

对于 IG 法本公司旗下的拜耳公司来说，下一步的目标是制药。母公司统筹了化合物的生产，拜耳公司可以有精力干其他的事情了。染料和化工原料的市场已经开始萎缩了，而药物的利润极大，于是拜耳公司把研发的主要精力放在合成药物上，希望能够找到另一个像撒尔佛散那样的摇钱树。

<u>25</u>　埃尔利希的后人

多马克和赫连的讨价还价进行得很顺利，赫连想请多马克来研究新药，多马克只想要高薪和大的实验室，在薪水和职位上两人很快达成共识。赫连是人体免疫抗菌的坚信者，他想研究出一种能治疗普通细菌感染的像魔球一样的药物。多马克得到允许，可以在动物身上检测化合物对肿瘤的效果，他认为这也是一个很有前途的领域。双方签署了一份两年的合同，两年后根据情况决定是否续约。多马克拿着这份合同要求学校提高他的待遇，学校无法提供这么优厚的条件，但又不愿意彻底失去他，便让他继续留在教师的名单上，如果他愿意的话随时可以回来。这对于多马克来说，已经是很不错的结局了，于是 31 岁的他带着妻儿来到拜耳总部。

多马克的新上司赫连已经在拜耳公司工作了 20 年，他以化学家的身份被拜耳雇用，做了很短时间的研究，以发现镇静剂鲁米那（苯巴比妥）而出名。鲁米那为拜耳公司带来巨额的利润，使得赫连进入了管理层，进入公司两年后便成为拜耳公司药物项目的负责人。邀请多马克时，他已经是管理委员会成员、技术委员会的主席，负责化学、细菌学和药物研究。他崇拜埃尔利希，希望能够研究出撒尔佛散那样的药物。对于埃尔利希之后无人成功的问题，他认为是研究力度不够，解决的办法就是对成百上千种化合物进行筛选，无论失败多少次，都要继续下去。

那个时代的人们认识到了人体内部的化学反应，因此认为体外合成的化合物能够对抗微生物。对于有抗菌作用的化合物，赫连建议进行改造，对每一种改良化合物进行检测，就像钻探一样，只要能够找到油田，就等于发现了聚宝盆。过去十几年无人成功是因为他们进行的都是小规模研究，赫连要用工业化的方法找出新药。

拜耳公司的新药研究项目已经存在了将近 20 年，由杜伊斯堡亲自负责，由赫连负责具体工作。有撒尔佛散和阿司匹林的赚钱先例，杜伊斯堡决定加大投入，赫连手中有的是钱，第一步是挖来药物研究领域的超级人物——埃尔利希的头号助手威廉·罗勒。

罗勒于 1909 年加入拜耳公司，使拜耳公司的药物研究从一开始就达到世界水平。罗勒着眼于埃尔利希研究抗昏睡病时有些效果的化合物，继续寻找对昏睡病有疗效的药物。他很快取得了成果，但研发的那些对昏睡病有效的化合物会让实验小鼠的皮肤着色，总不能治好昏睡病后病人都变成橘黄人或者蓝人吧。这时罗勒提出一个非常重要的假设：染色和对抗微生物的是化学合成物的两种不同的成分。他要求化学家们去研究无色染料。

1916 年，正当罗勒参加一战的时候，拜耳公司的化学家研制出了一种无色染料，罗勒的助手发现这个标号为 205 的无色染料能够治疗老鼠的昏睡病，而且没有多少副作用。战后罗勒证实了这个结果，可是作为战败国，拜耳公司一直无法到非洲进行临床试验，直到 1921 年拜耳公司才得以组织一次南非探险，由普鲁士传染病研究所的专家在那里检测这种药的效果。昏睡病使得喀麦隆一个部族的人口从 1914 年的

12000人下降到1922年的不足1000人，德国人来到疫区，给当地人服用拜耳205，效果非常好。1923年，拜耳公司用"日耳曼宁"为商标销售这种药物，使得欧洲人得以进入非洲腹地，这种药到今天还是治疗昏睡病最有效的药物。

完成了埃尔利希所没有完成的项目，罗勒下一个目标是疟疾。当时奎宁被南美和荷属亚洲殖民地垄断，一战之后，德国的奎宁供应非常短缺，从埃尔利希开始就打算研究人工抗疟疾药。

当时没有疟疾的动物模型，但罗勒发现他能够在鸟身上培养和疟原虫相似的寄生虫，很快拜耳实验基地里到处都是鸟类——大量用于实验的金丝雀。埃尔利希曾发现亚甲基蓝对疟原虫有一定抑制效果，罗勒就从这里着手。拜耳公司受到日耳曼宁成功的鼓舞，加大了给他的投入，成立了一个庞大的研究团队。

对亚甲基蓝的研究没有成功，罗勒团队又转到奎宁的研究上来，开始筛选奎宁的类似化合物。他们终于找到了一种比奎宁还有效的合成物，临床试验也很成功，特别是和奎宁一起使用时效果更好。1927年拜耳公司以"扑疟奎宁"为商标开始销售这种药物。

这种药也有它的缺点，就是只在疟疾的某一阶段有疗效。但不管怎么说，这是第一种合成抗疟疾药，打破了南美和荷兰人对奎宁的垄断，和日耳曼宁一样为公司带来很高的利润。拜耳公司发现这种大规模研发模式很成功，便决定扩大研究规模。罗勒继续负责寄生虫药物的研究，因为他从来没有发现抗菌药物，公司决定另找一名细菌学和药物方面的专家。

就这样，多马克来到拜耳。

多马克到拜耳公司后并不是很满意，实验室很小，赫连向他保证，一旦新的实验室建造完毕，他就会有更大的空间，当然也会有更多的助手。

此时，俨然已是埃尔利希的接班人、肯定会得诺贝尔奖的罗勒一直在试图改进他的抗疟疾药。1929 年在一次前去埃及的旅行中，罗勒在刮胡子的时候发现脖子上有一个脓包，随后发现他受到了链球菌的感染。链球菌进入他的血液之中，让他得了败血症。几天后，罗勒去世，年仅 48 岁。

链球菌在那时是地球上最可怕的杀手之一，1924 年夏天，美国总统柯立芝的幼子在白宫草坪上打了一场网球后因为大脚趾划破而感染链球菌，五天后死亡，从此柯立芝成为一个沉默的人。

链球菌无处不在，连人们身上也不少见，但多数链球菌对人是无害的，然而有限的几种有害链球菌一旦进入人体，其结果往往是致命的。对于医生来说，链球菌是噩梦，以至于人们开玩笑说，医生们头上的白发有一半是链球菌造成的。

1930 年，医院最严重的前四种感染都是链球菌造成的。20 世纪 20 年代，在欧洲和北美，每年被链球菌杀死的人多达 150 万。此时，对付细菌感染的唯一武器血清治疗也对链球菌无效，因为导致感染的链球菌有很多种同时存在。

　　但是，科学家并没有放弃。有一位从卫斯理毕业的微生物学家加入了对抗链球菌的队伍。她本来是学法语的，因为室友告诉她微生物学科是如何有意思，她才转攻微生物学，她的名字叫瑞贝卡·兰斯菲尔德。成为实验室技术员后，兰斯菲尔德从工作中获得了快乐，决定干一件很多研究人员认为是不可能的事：分清楚有多少种链球菌。她不知疲倦地工作着，慢慢地进行着链球菌的分类。她的研究成果让人们了解到链球菌其实有非常多的种类，难怪赖特在法国战地医院里无法防治链球菌感染。

　　兰斯菲尔德的链球菌分类成果让人们和赖特一样对化学药物失去了信心。虽然埃尔利希、罗勒在化学药物的研制上成功了，但他们针对的是单一病原，而细菌感染是多个病原体，多到几乎数不清。这也让关于魔球的梦想实现起来更为渺茫。

罗勒的死，让多马克开始没日没夜地工作，希望能尽快找到新药，但赫连与刚刚进入这个领域的多马克不同，他有充分的思想准备打持久战。在撒尔佛散之后将近20年，只有日耳曼宁和扑疟奎宁问世，这几种东西都是针对热带地区寄生虫病的。欧洲和北美的常见病是肺炎、结核、霍乱等传染病，要针对这些疾病研制新药。

赫连和杜伊斯堡是不折不扣的爱国者，经过一战，德国的国际地位荡然无存，他们认为恢复德国国际地位的最好办法就是研制出新药。化学家出身的赫连的思路是先找出一种有效的化合物作为核心，在此基础之上进行原子结构的改变，直到找到有效而无副作用的药物。

新的实验室有了，多马克搬了进去。但化学家们还在旧实验室里工作。那是被称为4号工作间的很陈旧的实验室，夏天时里面很热，甚至连瓶子里的乙醚都会沸腾，但对于化学家来说，这里是幸运之地，因为日耳曼宁和扑疟奎宁就是在这间实验室里研发出来的。

多马克现在很高兴，因为罗勒留下了一整套新药研究和检测的方法，这是得自埃尔利希的有效的方法，此外他还有了专为自己的研究而配备的化学家，虽然只有一个，但这一位能顶好几位。

约瑟夫·克莱尔比多马克年轻几岁，两个人几乎同时进入拜耳公司。克莱尔师从诺贝尔奖获得者汉斯·菲舍尔，获得化学博士学位后有学校请他去当教授，但他权衡之后决定加入拜耳公司。化学家通常是很有计划、按部就班地工作，干完一件事再干下一件事，虽然慢但有成效。而克莱尔是天生的实验家，他没有计划，可以同时干几件事，因此进展神速，别人制备出一种化合物的时间，他能够做出好几种。克莱尔饮食极不规律，很少和人交流，也几乎不睡觉。他在战争中受过重伤，在别人眼中是一个怪人，公司欣赏他的才华，容许他按自己的时间表工作，结果他成为拜耳公司最有成效的化学家。唯一称得上是克莱尔朋友的人是为热带病组工作的化学家弗里茨·米奇，他和克莱尔是截然相反的两个人，但同样颇有才华，他在工作上也给了克莱尔极大的帮助。

多马克首先要建立一个动物模型，赫连要开发能对付各种细菌的广谱药物，那么这个动物模型的感染菌就应该是毒性大的细菌，多马克选择了杀死罗勒的链球菌。可是兰斯菲尔德的研究表明，链球菌的种类太多，他需要找到一种最毒的超级链球菌，这种细菌要次次都能感染实验小鼠，次次都能快速致病，而且次次都能杀死小鼠，不能存在鼠与鼠之间的差异。

链球菌因为长期在人体中繁殖，已经很适应人体的环境，多马克摸索出培养链球菌的办法，然后开始寻找超级链球菌。经过几个月的努力，他从一个死于败血症的人身上分离出一种细菌，这种链球菌毒力非常强，把培养液稀释十几万倍之后依然能在两三天内杀死所有接种的老鼠，大多数老鼠死于24小时之内。

有了实验模型，也搬进了新的实验室，多马克手下还有了6名技术员，每星期可以检测30多种化合物，他们用静脉注射、皮下注射和口服三种办法进行检测，也对肿瘤和其他模型进行检测。赫连对此很满意，他和多马克签署了长期合同。到了 1929 年，虽然多马克的检测系统经过不断改进，达到高速运转的程度，成千成千的老鼠被细菌杀死，但却没有找到一种有效的药物。

到 1931 年，多马克已经建立了十几个剧毒细菌模型，克莱尔也不再是唯一给他提供化合物的科学家，他已经检测了 3000 多种化合物，结果还是一样。他只研发出了一种杀菌洗液，拜耳公司将之上市销售，但是在广谱抗菌药物研究上毫无进展。当然拜耳公司本来对此就没有抱太大希望，对这个项目，公司计划 10 年甚至更久才能出成果。

但是，1931 年时的大环境已经和项目开始时的 1927 年不同了。1927 年德国经济开始恢复，处于上升阶段，而 1931 年世界经济陷入大萧条，公司的销售额急剧下降，迫切需要研制出新的药物以扭转局面。

虽然没有取得任何进展，多马克并不改变自己的实验方法，他面临的问题是化合物太多了，不可能一一进行试验，他和克莱尔只能凭知识去选择。他们沿着埃尔利希和罗勒的方向前进，从染料开始，一旦有苗头，克莱尔就去进行化合物重组，他们试验了含金的化合物，试验了奎宁的类似物，全都没有成功。

虽然还没有任何发现，但多马克对自己的方法很自信，对赫连的总体设计也很有信心。此时热带病组成果累累，米奇成功研制了新型抗疟疾药阿的平（米帕林），虽然副作用很大，但慢慢成为利润很大的产品。赫连相信，传染病组早晚会像热带病组一样成功。

传染病组和热带病组之间经常交流，化学家们合成的化合物分别由两个组进行检测，多马克也经常到热带病组取经。

罗勒临死前开始研究偶氮染料，这也是从埃尔利希开始的，因为偶氮染料中的锥虫红能在老鼠身上对抗昏睡病，但在人体上效果很弱。另外有人发现这类染料有抗菌作用，可是毒性也很大。

沿着这个思路，多马克和克莱尔于1930年年底也转而研究偶氮染料，1931年已经能够提供化合物让多马克检测了。随后，只要检测结果有些苗头，克莱尔便立刻配合提供化合物，别人一星期合成一到两种，他一到两天就能合成一种，8个月中合成了66种，同时还合成出上百种其他化合物，其中有一些对疟原虫有效，但对细菌还是没有效果。

1931年夏天，曙光终于出现了，克莱尔合成的第487号化合物有阳性结果，虽然只是在高浓度的情况下对超级细菌有效，但这点儿希望激励着克莱尔在偶氮染料研究上全力以赴，9月的前三周合成出15种化合物，可多马克的实验结果却很难找到规律。直到9月18日，第517号又出现阳性结果，沿着这个方向继续合成，第529号已经可以对抗链球菌之外的其他细菌了。11月18日，拜耳公司为此申报专利，按惯例是以化学家的名字申报的，有克莱尔和米奇，没有多马克。

就在这时，运气不见了，新化合物的实验结果全是阴性，多马克回头再检测529号，效果大不如前。到了年底，一切恢复到从前的状态。1932年夏天，克莱尔快合成到第700号的时候，连他自己都不知道该怎么重组了。

赫连把克莱尔叫过去，两人就偶氮染料的合成交换了意见。在交谈中，赫连建议加入硫，因为赫连过去做过硫方面的工作，他认为硫可以起黏合作用，也许能够提高抗菌能力吧。

克莱尔从10月初开始往偶氮染料里加硫侧链，他先选用对氨基苯磺酰胺，这种简称磺胺的东西已经被使用了20年。磺胺没有什么特别的，1909年由维也纳化学家保罗·盖尔莫申报专利，早就用在染料上，此时专利期早过了，价格非常便宜，关键是磺胺比其他化学原子容易和偶氮染料结合。很快编号Kl695的含磺胺偶氮染料被送到多马克的实验室，多马克正好休假去了，克莱尔又连续做了几个化合物。多马克不在的时候，他的技术员依旧对化合物进行检测。

这几年的检测结果都是一笼又一笼接种了细菌的小鼠统统死亡，可是这一次出怪事了，接种细菌后用 Kl695 治疗的那笼小鼠不仅没有一只死亡，而且活蹦乱跳。当多马克度假归来，一进实验室，就听到技术员们的欢呼："从现在开始，你将会成名。"

关于 Kl695 的所有实验都非常成功，无论给小鼠多少剂量链球菌，Kl695 都能对小鼠提供彻底的保护，而且小鼠非常健康，看起来没有什么副作用，这些实验结果看起来太完美了，根本就不像真的。多马克觉得是实验程序哪里出错了，马上要求重新检测。重复实验的结果也一样，更小的剂量也能保护小鼠。Kl695 不能杀死试管中的细菌，只在实验动物身上有效果，而且只对链球菌有效，对其他细菌无效。多马克重新检测了克莱尔上个月送给他的所有化合物，只有 Kl695 有效，接受其他药物的小鼠全死光了，说明链球菌的实验模型没有问题。

克莱尔对 Kl695 进行结构改变，多马克发现，只要克莱尔把磺胺放对了地方，偶氮染料就有抗菌作用。他们认为偶氮染料是核心，而磺胺是使其从无效变得有效的钥匙。克莱尔新做出来的化合物中有好几种比 Kl695 还有效，特别是 Kl730，不仅非常有效，其效果也更加稳定，没有副作用，但它们都仅对链球菌有效，比如葡萄球菌和肺炎菌与链球菌结构差不多，可是新药对它们一点儿作用也没有。他们也不明白为什么新药不能在试管中杀死细菌，只在体内有效，一旦在体外，就什么用都没有。

到了 11 月，他们将精力集中在 Kl730 上。此刻，赫连终于点头了。1932 年 12 月，拜耳公司为此召开了一系列会议，多马克应邀在会上报告了结果。圣诞节那天，拜耳公司以克莱尔和米奇的名字为 Kl730 申报了专利。化学公司一向用化合物发现者的名字报专利，一旦赚到钱，发现者会分红，否则就拿基本工资。Kl730 有了商品名 Streptozon，开始走向市场。

梦想成真

五年多就出成果了，只花了赫连预计的一半时间，Streptozon 成为拜耳公司的一个重磅产品，离开实验室进入市场。克莱尔和米奇还在继续进行结构重组，他们首先将磺胺连在非偶氮染料上，制出 Kl820，不出所料对细菌没有效果。但 Kl821 就怪了，在小鼠和兔子身上效果非常好。多马克觉得又出错了，马上要求在兔子身上重新检测，没想到效果比上次还好。反复检测了很多次，效果都很强。

这样一来就证明了是磺胺而不是偶氮染料有抗菌效果，但是对于拜耳公司来说，自己合成的化合物才能赚大钱，如果药效是磺胺带来的，而磺胺太便宜且谁都能使用，那么拜耳公司就赚不到什么钱了。于是，研究还是集中在偶氮染料上，1933 年剩下的 7 个月内，克莱尔和米奇又做出 76 种化合物，Kl821 被彻底忽视了。

德国化学业有一种很强的染料情结，因为染料使得德国有机化学工业成为摇钱树，从埃尔利希开始，德国药物研究就集中在染料上，罗勒、多马克作为埃尔利希的接班人，自然也将研究集中在染料上。

1934 年，多马克改进了他的动物模型，能够用链球菌在兔子身上导致炎症，再用 Streptozon 治好。用药几天后动物恢复健康，没有任何副作用。

　　但是有一个问题，Streptozon 不溶于水，只能口服，如果病人病情严重到昏迷的程度，或者咽喉严重感染，吃不进去东西的话，这药就无法用了。克莱尔花了一年多时间，到 1934 年 6 月，终于研制出效果一样的可溶性 Streptozon。

　　当时没有严格的临床试验一说，德国药厂通常去非洲进行临床试验，英国则是在军中做试验，而美国在监狱或者精神病院里做试验。但这一次，拜耳公司悄悄地把 Streptozon 送给医生们进行临床试验，很多情况下是多马克送给熟悉的医生，很快这个消息就在医生们中传开了，找他要样品的人越来越多。

　　第一例接受 Streptozon 治疗的病例是一名得了败血症的 10 岁少年，这是一例葡萄球菌感染病例，虽然 Streptozon 不对症，但在当时的条件下只能试一试，没想到只服了四片药，病人就恢复正常了。这个病例于 1933 年 5 月在一次皮肤科会议上进行了报告，引起了要样品的热潮。

　　多马克把 Streptozon 给了自己的好友菲利普·克利。克利是本城最大的一所医院的内科主任，他和多马克不仅交情很好，而且长得也像。

　　克利给一名 18 岁的女孩用了 Streptozon，这名女孩的咽喉被链球菌严重感染。她的体温很高，白细胞计数更高，切开感染病灶后有一些帮助，但病情一直反复，体温再次升高，肾脏开始出现衰竭，已经到了濒死的边缘。服药后第二天，女孩体温恢复正常，肾脏开始工作，排尿恢复，坚持服药几周后身体已经没有链球菌感染迹象。克利开始给所有患细菌感染的病人用药，虽然不是所有的人都能被治好，但在大多数人身上都有奇迹出现。

　　从医多年的克利已经数不清有多少病人死于细菌感染，自从拿到 Streptozon 后把病人从鬼门关里拉回来，克利才第一次感到作为一名医生的快乐。

Streptozon 似乎真的是一个魔球。

从埃尔利希到罗勒，再从罗勒到多马克，三代德国科学家的 **Zauber-kugeln** 之梦终于实现了。

两年过去了，半数以上的德国医生已经试用了 Streptozon，效果很稳定，副作用很小，但拜耳公司并没有让 Streptozon 上市。

原因只有一个：效果好到不像真的。公司上层始终不敢相信，要求反复试验，尤其是要确保安全性，不能砸了拜耳的牌子。此外拜耳公司也希望能研制出更好的东西，因为一旦宣布了，就会有很多厂家按同样的思路去研究，目前 Streptozon 还只能对付链球菌，公司希望能研制出广谱的抗菌药，特别是要能对抗结核菌等致病细菌。

1934 年 12 月 13 日，拜耳公司申报的专利获得批准，也就是说任何人都能获得信息，虽然不全，但也能知道大体方向。因为在临床试验中发现 Streptozon 对葡萄球菌和链球菌有效，所以 Streptozon 有了新名字：Prontosil（百浪多息）。

这时，多马克终于写了第一篇论文，只有关于 Kl730 的内容，于 1935 年在德国医学杂志上发表。文章发表后，基本上没什么反响。这是因为这篇论文只写了一个实验，而且结果十分完美，一看就不像真的。文章对使用的药物的细节一点儿也不透露，药物机制也不清楚。

但是，从这篇文章开始，用百浪多息治好病人的报道在杂志上陆续出现，甚至在饲养的动物身上也有效，拜耳公司开始把百浪多息推上市场，慢慢地从德国推广到整个欧洲。

　　1935年10月，赫连利用参加在伦敦举行的皇家医学会会议的机会，宣布了这个新药。在此之前，英国医学界早就听说德国人研究出一种特效抗菌药，而且也早就开始使用了。但当时的英国国立医学研究所所长、共享1936年诺贝尔生理学或医学奖的亨利·戴尔爵士知道德国人的临床试验很不完善，他认为做抗链球菌药物临床试验最合适的人选是正在夏洛特皇后医院研究产褥热的科尔布鲁克。

　　科尔布鲁克是赖特的助手。他曾经追随赖特去南非，也追随赖特去法国，但他与对抗菌药研究失去信心的赖特不同，他一直对此充满希望。

　　科尔布鲁克一度打算去非洲或者亚洲当医学传教士，成为专业医生后，他依旧具备献身精神，不在乎工资，工作时间很长，把病人当成人看待，而不是当作试验对象。他当时就职的医院有很多因为生孩子而得病的女病人，那些产妇也很紧张，遇到这种情况，科尔布鲁克都会来到病人床边，握住病人的手，聆听她们的诉说，安慰她们，有时候一整夜一整夜地待在病房里。他成为病人最喜欢和信任的医生。

　　科尔布鲁克很受赖特器重，帮着赖特管理实验室。他读了很多文献，特别是德国人的论文，然后开始进行砷类化合物的研究，但是医院没有那么多的细菌感染病人可供研究，他便转到产褥热研究上。那时，产褥热仍很难控制，每年有上万名产妇死于产褥热。科尔布鲁克研究发现是链球菌感染导致了产褥热。在赖特的指导下，他们用抗链球菌疫苗预防产褥热，结果和在法国战地医院时一样，失败了。在这种情况下，他开始试验用含砷的药物治疗产褥热。

戴尔的推荐，给了科尔布鲁克新的机会。戴尔年轻时曾在埃尔利希实验室进修过，是德国医学的崇拜者。读到多马克的论文后，戴尔就给拜耳公司写信，告诉他们科尔布鲁克愿意进行临床试验，赫连回答愿意提供所需的药物。几个月过去了，科尔布鲁克终于收到拜耳公司寄来的药物。看起来德国人并非心甘情愿地提供药物，但科尔布鲁克还是很高兴，因为他的砷化物研究都失败了，只要能救产褥热病人的命，他愿意尝试别的方法。

其实科尔布鲁克一直在关注链球菌抗菌药的相关报道，他对多马克的研究成果半信半疑。7月18日收到药后，科尔布鲁克马上在小鼠身上做实验，结果根本不能重复多马克的结果，直到赫连来伦敦做报告时，科尔布鲁克还是无法在实验动物身上得到有效的结果。

问题出在菌株上，科尔布鲁克用的是他在实验室培育出来的菌株，直到使用剧毒的菌株后，他才能够重复德国人的结果。可科尔布鲁克还是不愿意在病人身上使用百浪多息，他希望了解药物在体内的代谢情况。他这么一谨慎，戴尔便有了压力，因为英国的医生们非常想马上使用这种新药，但戴尔坚持要等科尔布鲁克的结果。直到1936年1月，科尔布鲁克向戴尔报告，对小白鼠进行的6个月的实验结果表明这种药对某些链球菌株有效，对葡萄球菌无效，下一步他准备在病人身上使用了。

戏剧性的事件在此时发生了。1月6日，科尔布鲁克的同事罗尼·海瑞在做实验时被碎玻璃扎伤，玻璃上有实验室培育的剧毒链球菌株，两天后链球菌已经在血液中出现，眼看就活不成了，科尔布鲁克无奈之下，只能给他用百浪多息。几天后不仅链球菌感染消失了，海瑞的手也能活动自如。这样一来，科尔布鲁克也不再谨慎了，开始给产褥热病人用药。

百浪多息治疗重症产褥热病人效果非常好。虽然科尔布鲁克对新药的措辞还是很谨慎，但他开始给每个产褥热病人使用百浪多息。1931年到1935年之间，他治疗了500名产褥热病人，其中四分之一死亡，而用上百浪多息以后，只有4.7%的病人死亡，而且副作用很小。他的治疗成果两次在《柳叶刀》杂志上发表，两年之内，百浪多息成了治疗产褥热的标准药物，救活了上万名产妇。

在收到戴尔爵士的信的同时，赫连也收到一封来自法国一位著名化学家的信，希望能得到百浪多息的样品。接到戴尔爵士的来信，赫连马上就回了信，而收到这位法国同行的来信，赫连当即撕个粉碎，一改平时温文尔雅的样子，当众咬牙切齿地大骂起来："富尔诺，你这个狗娘养的。"

欧内斯特·富尔诺不是狗娘养的，他是巴斯德研究所药物研究项目的负责人。

赫连和富尔诺知彼知己，两人已经明争暗斗10年了。在赫连眼中，富尔诺是个十足的无赖和贼，他所干的，就是把德国新药的秘密研究出来，然后提供给法国药厂，让他们和拜耳公司竞争。

和赫连手里攥着大把的钱、有一支研究大军不同，富尔诺只有一间小实验室，也没什么钱，这样的条件根本就不可能研究新药，但富尔诺有自己的办法：偷。

读书人偷书叫"窃"，巴斯德人把偷药叫"爱国"。富尔诺上次就把罗勒治昏睡病的药的成分研究出来，然后交给一家法国药厂，让它们换个名字上市。拜耳公司干生气没办法，因为根据两国的专利法，这种情况是合法的。

富尔诺更像一位艺术家，他能讲流利的法语、德语和英语，喜好文学艺术。和戴尔爵士一样，他也是德国迷。他曾在德国学习过三年，喜好德国的音乐、文化、历史，对德国在科学上的成功也非常崇拜，甚至在灵魂深处，也满是德国的烙印。

但是，富尔诺从骨子里依旧是法国人，他所做的一切都是为了祖国的利益，就像赫连所作所为是为了德国的利益一样。

发泄完了之后，赫连看着一地的纸片，心中突然有一种不祥的预感，脑海里出现了巴黎那个一点儿也不时尚的街区的那片老楼房。他知道，法国的雄狮巴斯德就葬在那里，那里有巴斯德的魂魄，巴斯德和科赫之间的较量还在继续，他和富尔诺就是双方这一回合出场的剑客。

赫连倒吸了一口冷气，他突然意识到，能够威胁德国化学工业霸主地位的只有巴斯德人。

31 埃尔利希摔下来

富尔诺在德国师从未来的诺贝尔奖获得者埃米尔·菲舍尔和理查德·维尔斯泰特两位大师，回到法国后，从事制药业，于1901年出任法国最大的药厂普朗兄弟的研究部主任。和德国相比，法国制药业处于几乎一穷二白的状况，所用的东西都来自德国，或者由设在法国的德国工厂出产。一旦法国厂家试图靠自己的产品和德国人争市场，德国人就会打价格战，直到把法国厂家搞破产。

富尔诺一直在考虑如何振兴法国制药业，他认为面前有两条路，一是走在德国人前头，发现新药并尽快进入市场。这是法国制药业一直在干的，可是以法国药厂的研发能力很难和德国人抗衡，往往研发刚有苗头就被德国人抢先一步，或者新药一上市，德国人就研制出相同的药物，令法国药厂在销售上一败涂地，连本钱都无法收回来。另外一条路就是仿冒德国药，在德国人还没有收回本钱，也就是无法杀价的时候上市，从德国人碗里分几块肉。这样用不着花大钱搞不一定能收回成本的研发，只要能够破解德国人的药物成分就成。这是法国专利法的一个大漏洞，富尔诺本人对此也不赞同，但既然有这个漏洞，他为何不利用？

这样干首先要消息灵通，富尔诺把德国人有关药物研究的文章一一读了，密切关注德国新药的动向，除了睡觉，每天花 18 小时工作，建立了一套德国制药档案，所谓度假就是去参加德国科学会议和展览。

富尔诺意识到法国医学界有一个先天不足，这是巴斯德传下来的。巴斯德有无私的奉献精神，认为科学发明应该造福全人类，以拯救生命为唯一目的，不应该用来赚钱，这样当然竞争不过德国人了。他决定把德国模式引进法国，在普朗兄弟，他很快研制出一种可卡因的合成物，用在麻醉上，当然也会让人上瘾。这样一来连拜耳的老板杜伊斯堡都对他另眼相看，希望他能主持拜耳公司设在法国的研究中心。虽然工资非常高，富尔诺却断然拒绝了。

埃尔利希研制成功撒尔佛散后，法国奋起直追，巴斯德研究所建立化学治疗实验室，由富尔诺主持。一战之后，在法国国防部长的请求下，富尔诺利用去拜耳公司访问的机会，充当法国的间谍，评估德国制药业的实力。他实地考察后认定，巴斯德研究所在这方面和拜耳公司不是一个等级的。

富尔诺实验室里聚集了一小批来自各国的才华横溢的年轻人。富尔诺的管理风格与其他巴斯德人不同，很受手下的拥戴。巴斯德研究所资金有限，富尔诺实验室先研究治疗梅毒的口服砷化物，搞了一段时间后发觉不可能竞争得过拜耳公司，只能走富尔诺的小偷路线。1925年他们破解了日耳曼宁的配方，拜耳公司得知法国药上市后，只能和法国药厂建立合作关系，虽然亡羊补牢，但丢掉了一大块市场。从此，富尔诺就成了拜耳公司的眼中钉，这一回他又来要样品，赫连很自然地想到，这家伙肯定是来当小偷的。

可是没有办法，药物已经在市场上了。赫连只好回信，约富尔诺见面，两人的会谈毫无结果。法国人动手很快，多马克的文章发表 3 个月后，富尔诺就成功地复制了百浪多息，并提供配方给法国药厂，以Ru-biazol为名上市。赫连气得背过气去，他花了8年时间才研制出来的新药，就这样被法国人偷去了。

富尔诺并没有就此收手，每年7月到11月是巴斯德研究所的假期，研究所关门，大家休假去。但1935年的假期，富尔诺实验室非常忙碌，他们建立了动物模型，和科尔布鲁克一样经过几个月的摸索，发现百浪多息在动物身上只对特定的链球菌株有效，他们用从巴黎圣母院神舍的产褥热病人身上分离到的一株链球菌株做试验，成功地重复了德国人的结果，然后他们开始检测各种化合物。

1935年11月6日，鲍威发现了一个很奇怪的现象，有一组不同的化合物对链球菌都有效，仔细分析一下，发现这组化合物只有一个共同点：都携带着磺胺。鲍威没有忽视这个结果，他和意大利人费德里克·耐蒂重新进行试验，再试验，直到连他们自己都不敢相信，一向严谨的德国人居然忽视了这一点。德国人花了8年时间研制出来的世界上第一个抗菌化学药物并非他们所想象的是偶氮染料的功劳，药效居然来自那么普通的磺胺。

巴斯德研究所内的那个小实验室沸腾了，这一次他们不是小偷，而是杀手，他们将让德国人最伟大的药物专利变得一文不值。

这样一来，百浪多息为什么在试管中对细菌无效的疑问就能解释了：人体内的酶能使偶氮染料把磺胺释放出来，而在试管中，磺胺不能被释放，所以无法杀菌。真正杀菌的是磺胺，偶氮染料所做的，只是把皮肤染红而已。巴斯德人不仅解释了百浪多息的药效，而且开创了生物活性这一崭新的领域。

更重要的是他们粉碎了德国人从埃尔利希开始的染料情结，在埃尔利希的光环下，全世界的科学家这么多年来就在染料里面翻来覆去地寻找，最后却发现魔球是一个无色的东西。

几天后，鲍威和耐蒂把准备发表的论文草稿交给富尔诺，论文的第一作者是富尔诺，这是巴斯德研究所的惯例。富尔诺看了一下，从桌上拿起笔，带着微笑，轻轻地划掉了自己的名字。

耐蒂的父亲曾任意大利总理，法西斯在意大利当权后，耐蒂自我放逐，来到法国，他了解富尔诺的心情。

富尔诺的所作所为不是为了他自己的名声，而是为了他的祖国的利益，发现了磺胺的奥秘，他已经心满意足了。

巴斯德研究所继续进行磺胺的药效研究，研究结果一概公开，但他们的文章并没有引起大的反响，因为磺胺不能申报专利，对于药厂来说无利可图，直到 1936 年 5 月才由一家法国药厂推出磺胺类药物。

英国科学家很快证明了巴斯德研究所的结果，可是拜耳公司一直没有动静。

富尔诺并不着急，他知道自己已经在拜耳公司扔了一颗原子弹。

法国人的文章一发表，马上被译成德文，在拜耳公司内部散发。最初的震惊过去之后，公司上下的反应是不可能，法国人肯定弄错了什么。克莱尔和米奇马上给多马克磺胺，多马克的检测结果发现，磺胺不仅有效，而且比百浪多息更有效。

埃尔利希在这一瞬间，从德国制药业的圣坛上坠落下来。

32 百浪多息

埃尔利希是德国制药业的支柱，他为德国制药业奠定了基石，那就是他本人所钟爱的染料，德国人坚信只有染料才能成为化学合成药物。埃尔利希、罗勒、多马克反复证实了这一点，但是现在被巴斯德人彻底粉碎了。

研究了 8 年，居然有这么大的一个漏洞让法国人发现了，太丢脸了，克莱尔和米奇与多马克互相指责，都认为是对方的错。但是拜耳公司只能自认倒霉，这不是某个人的错，而是大家的错，谁让德国人有那么深的染料情结。

拜耳公司之前有意阻止对磺胺的深入研究是一个原因，另外一个原因是德国人运气太差。1934 年秋天，克莱尔提供给多马克的 Kl1123 就是纯磺胺，但多马克的检测结果是无效的。读了法国人的论文，他们才发现，当时试验用的磺胺有三个原子不同，巴斯德研究所进行了一系列研究，证明磺胺的结构影响它的疗效，克莱尔的磺胺恰恰是无效的那种原子结构。

多马克快气昏过去了：克莱尔，你是不是故意的呀？

拜耳公司能够保持冷静的只有一个人：赫连。他让双方冷静下来，回到实验室去，他没有归罪于任何人，他还有更重要的事情要做。

拜耳公司重新评估了巴斯德研究所带来的损失。从表面上看，巴斯德研究所的发现使得他们8年的努力成了泡影，但拜耳公司经过分析，认为事情还大有转圜的余地。拜耳的牌子很硬，百浪多息已经被很多医生使用，得到广泛的认可，加上拜耳公司的销售能力很强，所以公司决定继续在市场上强力推出百浪多息，同时研制磺胺类药物。很快几种磺胺药被研制出来，统统取和百浪多息相近的名字，让人们联想到百浪多息。这个策略很成功，一年多时间，百浪多息及其姊妹药物成为拜耳公司第二个最赚钱的药物，仅次于阿司匹林。

一年多以后，多马克在一次学术会议上承认了磺胺的药效，但没有提到巴斯德研究所的研究。不管怎么说，他研制出了第一个合成抗菌药物，而且救了自己女儿的命。1935年年底，他的女儿被细菌感染，生命垂危，是他用百浪多息救活的，没有这个药，他的女儿就会送命。

富尔诺实验室继续在磺胺药物的研究和应用上领先，尤其是论文数量大大超过了德国人。

赫连则因为百浪多息的利润得以投入巨资研究下一代磺胺药物。

此时，纳粹已经在德国强大起来。

1936年奥运会在德国举行，富尔诺特意前往柏林参加这场盛会。对拜耳公司来说，富尔诺是魔鬼，可是在德国首都，富尔诺是一位很受欢迎的客人，是戈林的座上客，受到纳粹政权的热情款待。富尔诺对纳粹在德国的成功非常欣赏，也极力推动法德两国在科学技术上的合作。

1932年之前，IG法本公司不支持纳粹，之后就和纳粹同流合污了。杜伊斯堡于1935年去世，赫连很认同纳粹的主张，尤其是对犹太人的政策，因此他手下也极少有犹太人，但他不赞成纳粹用犹太人进行试验，他极力游说，但纳粹的态度不变。为了保证自己的研究项目不受影响，1934年他加入了纳粹党。

拜耳公司在美国市场上缓慢地推出百浪多息，主要是因为美国专利申请的周期太长。拜耳公司于1933年在美国为百浪多息申报了专利，直到1937年夏天才被批准。

1936年7月，第二届国际微生物学会议在伦敦召开。在会议上，科尔布鲁克介绍了他关于百浪多息的研究和治疗结果，巴斯德研究所也介绍了他们关于磺胺的研究结果，这样一来美国人坐不住了。约翰·霍普金斯大学来了两个人，搞临床的佩兰·朗格和搞动物实验的埃莉诺·布利斯，他们是来这里报告用血清学治疗细菌感染的，现在发现只要回去给病人吃药就是了。他们马上给约翰·霍普金斯大学的药房去电报，让他们不惜一切代价搞到百浪多息或者磺胺，然后取消在欧洲大陆的行程，乘第一班船回美国。

到了巴尔的摩后，他们发现药房没有搞到药物，于是千方百计从杜邦公司的一间实验室里搞到了10克磺胺，布利斯马上进行动物实验，效果极佳；这时候百浪多息也搞到了，朗格马上给链球菌感染的病人使用，一个又一个的病人奇迹般地被救活了。和其他医院不同，约翰·霍普金斯大学的先进条件使得百浪多息和磺胺的临床试验上了一个台阶，而布利斯在实验室中也比较了百浪多息和磺胺，证实了巴斯德研究所的发现。

这样一来朗格忙得脚不沾地，除去看病就是接电话了，都是各地的医生来询问这两种东西的。这天电话铃响起的时候他正忙别的事，别人帮他接的电话，是一个女人的声音，要找朗格医生。朗格接过电话，听了一下，很不耐烦地说："别开玩笑了，我知道你不是埃莉诺

·罗斯福。"然后挂断了。几秒钟后电话铃又响了,朗格自己接的,不一会儿他的口气变得很温和:"是,罗斯福夫人,我是朗格医生。"

12 年后,似乎又一位在位美国总统之子将死于链球菌感染了。

33　磺胺

　　小罗斯福已经和杜邦家族的埃塞尔订婚，但 1936 年感恩节时，因鼻窦感染而住院。刚刚连任成功的罗斯福总统正乘坐海军的印第安纳号去南非访问，本来以为不是什么大事，没想到感染一直没有痊愈，直到总统夫人请来了小罗斯福的私人医生乔治·托比，才确诊是链球菌感染，应该进行手术。没想到临手术之前小罗斯福病情急剧恶化。托比对医学领域的新进展很熟悉，知道朗格正在使用的抗菌药物，这才有了罗斯福夫人给朗格打电话的故事。百浪多息很快治好了小罗斯福，这件事被媒体广泛报道，引起了美国的磺胺热。

　　这时，磺胺已经在法国、德国、英国广泛使用，不仅给产褥热病人服用，甚至给每一个来医院生孩子的产妇服用，以预防产褥热。科尔布鲁克认为这样不成，磺胺还是有一定的副作用的，但他的话根本没人听。

　　靠着强大的销售能力，拜耳公司在很短时间内占据了大部分的市场，尤其是可溶性百浪多息是唯一的可溶解的磺胺类药物，使得拜耳公司能够压倒所有竞争对手。在美国，拜耳公司利用小罗斯福事件大肆宣传百浪多息，可是产品供应却跟不上。更要命的问题是拜耳公司在美国的代理商提供给小罗斯福治疗用的磺胺是以 Prontylin 为商品名，美国规定这类药物必须得到发现者的许可才能销售，美国人认为磺胺是富尔诺发现的，因此拜耳公司在美国卖磺胺类药物必须得到富尔诺的批准。

赫连无奈之下，只好写信给富尔诺。富尔诺态度很好，很抱歉地说他把他的实验室所发现的一切都转让给法国药厂罗纳－普朗①公司了，赫连得去找罗纳－普朗公司。

赫连这下有苦难言，在美国市场最需要百浪多息的时候竟然没有药卖，人们只能到处去找。美国药厂发现这一情况后，马上跟进，1937年上半年，所有美国大药厂都制出了自己的磺胺。小药厂也开始进入这个领域，到年底消费者已经可以在药房买到20多个品牌的磺胺了。

拜耳公司的药物研究项目已经恢复正常了，多马克、克莱尔和米奇共享德国化学领域的最高荣誉埃米尔·菲舍尔奖章，但发现者的光环还是聚集在多马克一个人身上。他们已经开始寻找下一代磺胺药物。1937年多马克发现双链磺胺不仅能对抗链球菌，也能对抗淋球菌、葡萄球菌和坏疽菌，这种药以Ulron为名上市。由于二战开始，这种药只在德国被广泛应用。

美国的磺胺热持续不退，美国前十大药厂加起来每周生产10吨磺胺，但还是供不应求。

1937年夏天，亚拉巴马州塔尔萨的一位医生詹姆斯·斯蒂文森觉得有什么事不对劲了，因为本县有不少人得同一种病，连续有六人不明不白地死了。症状是先肚子疼，接着停止排尿、昏迷，然后死亡。

---

①此为1928年罗纳化工公司与前文普朗兄弟公司合并的公司。

一开始，斯蒂文森和他的同事们根据症状将其诊断为肾病，认为也许是某种细菌感染造成的。但是很快发现全县都有病例，这些病人彼此之间没什么接触，和病人密切接触过的人也没事。病人大多是年轻人，有男有女，有住在镇里的，也有住在乡下的。有人认为病人是中毒了，比如饮用水中有毒，可是斯蒂文森一琢磨，不对，真要是水中有毒，怎么可能就病了这么几个人？

1937 年在亚拉巴马州塔尔萨，一下子死了六个人算是很严重的事件了，斯蒂文森是当年本地医学会的负责人，他马上通知本县所有医生，既然大家都没主见，他只好去翻阅医学杂志了。

因为小罗斯福事件，医学杂志上全是关于磺胺的研究和治疗的文章，对于这类文章，斯蒂文森已经读得要呕吐了，现在到处都是磺胺，连塔尔萨这么偏僻的地方，都有十几种磺胺药，在药店里随便买。那些为磺胺唱赞歌的文章，斯蒂文森一眼掠过，只有 10 月 2 日美国医学会刊的一篇文章值得他一读。这是一篇编者按，警告读者，一种新药这么快在这么大的人群中使用会出现问题，磺胺并非没有副作用，尽管已知的副作用都不严重，但是磺胺治疗根本没有剂量一说，因此医生们要谨慎从事。

一语惊醒梦中人，斯蒂文森想起医生们曾说过，其中几名病人因为咽喉炎服用了磺胺。他马上查了一下，果然如此，所有的病人都有一个相同之处：服用了麦森吉尔公司生产的磺胺药。

10 月 11 日，斯蒂文森给芝加哥的美国医学会办公室发了电报，对方答复联系厂家，会火速把药寄来。随即，美国医学会要求在田纳西的麦森吉尔公司提供配方。

麦森吉尔公司是塞缪尔·麦森吉尔建立的药厂，麦森吉尔出自医生世家，自己有医学学位，但从未行医。接到美国医学会的电报后，他找来研发磺胺药的首席化学家哈罗德·沃尔金斯，并让他把配方带来。配方很简单：将58磅磺胺溶于6加仑二甘醇中，再适量加水，加一些染色剂和提味剂，提味剂以覆盆子为基础，然后加1磅糖精，这是因为黑人和小孩都喜欢吃有甜味的药物。

麦森吉尔和沃尔金斯仔细琢磨了一遍配方，认为这些东西不可能把人吃死，这个配方的唯一问题在二甘醇上，因为磺胺很难溶解，用酒精效果不好，只能用二甘醇这种工业溶解剂，而二甘醇在护肤产品和药膏中常用。两人觉得是不是药在生产过程中被比如砷、毒物或者重金属等污染了。尽管以前没有发生过药物污染现象，麦森吉尔还是下令马上进行检测。

麦森吉尔把配方拍电报发给了美国医学会，并要求他们严格保密，告诉对方本公司并没有做过磺胺药的毒性试验，同时提醒对方，塔尔萨的事件可能是别的药造成的，因为病人通常会同时服用几种药。

生产药物居然不做毒性试验，麦森吉尔居然还这么坦然？

<u>34</u>　出事了

　　这是因为美国当年药物管理基本上等于没有，欧洲国家也一样，药物和食物一样放任自流。管理药品的部门是农业部下属的一个小局级部门，一开始叫"化学局"，因为要检测食物中的有毒化合物，后来改名叫"食品、药品和杀虫剂管理局"，最后简化成"食品和药品监督管理局"（FDA）。1937 年 FDA 在全美各地只有 250 人，只能管管食物运输。药品方面，只能检测一下药品的标签是否准确，或者是否符合药物标准。政府无法管理药物，美国医学会只能挺身而出，于 1906年开始建立了自己的实验室，对药物进行检测，发表自己的推荐药物，只有美国医学会推荐的药物能够在医学杂志上做广告。这就是为什么事情发生后，斯蒂文森根本就不通知政府，而是找美国医学会的原因，美国医学会也没有通知政府，认为根本没有那个必要。

　　FDA 在三天后从一位医生的口中得知这个消息，很快就上报给局长沃尔特·坎拜耳。坎拜耳立即想到这是扩大 FDA 职权的良机，决定亲自负责塔尔萨事件。一位在亚拉巴马的 FDA 工作人员奉命于 15 日来到塔尔萨，走访了斯蒂文森，证实了他所说的一切，这名工作人员随即拍电报给坎拜耳。斯蒂文森已经要求各药房停止销售麦森吉尔公司的磺胺，但没有找到逆转肾功能损伤的办法。同一天两位 FDA 工作人

员来到麦森吉尔总部，和麦森吉尔、沃尔金斯会面。FDA 了解到这种
药已经上市一个多月了，在全美到处都有销售。

尽管麦森吉尔很自信，但 FDA 工作人员马上请总部查一下麦森吉
尔、沃尔金斯和麦森吉尔公司的底，只发现沃尔金斯在做一种减肥护
肤品的时候曾经发过垃圾邮件，而麦森吉尔没有案底。虽然他的公司
曾经两次在商标上违法，不过很快改正了，对于一家经营了几十年的
公司来说，这个记录非常干净。FDA 工作人员请麦森吉尔停止磺胺药
的生产和销售，尽管他们没有权力这样做，麦森吉尔也愿意合作，向
他知道的客户发电报，请他们退货，由公司负责所有费用。但麦森吉
尔公司只能追踪到供销商，至于买走药物的顾客，麦森吉尔公司无从
知晓。10 月 16 日，塔尔萨事件死亡总数达 9 人，其中 8 名是儿童。

坎拜耳希望在全国范围内禁售麦森吉尔公司的磺胺药，但他没有相
关法律的支持，药品行业的游说势力太大了。不过坎拜耳找到一个办
法：麦森吉尔公司的磺胺药品牌叫 Elixir，对于 FDA 来说意味着里面要
有酒精，可是麦森吉尔公司的磺胺里并没有酒精，用的是二甘醇，这
样 FDA 就可以用标签有错来停止它的销售。

10 月 17 日，FDA 下令各地的工作人员封存麦森吉尔公司的磺胺
药。次日，FDA 将此事通知了麦森吉尔公司，这次沃尔金斯改口了，
说自己在豚鼠身上做过毒理试验，可是当 FDA 要看试验记录时，他根
本拿不出来。沃尔金斯表示过去几天来，他不仅吃了自己公司的药，
也喝了二甘醇，一点儿问题都没有。

这时塔尔萨事件死亡总数上升到 13 人，新的 4 例死亡病例出现在
圣路易斯。同日，美国医学会召开记者招待会，公开宣布麦森吉尔公
司的磺胺药有问题。FDA 已经全力以赴，可是发现医生开出的这种磺

胺药的处方太多，根本无法一一追踪，尤其是那些开给黑人的，上面基本上没有地址和全名。这种药主要销往南部乡村，很多不是凭处方买走的，在追踪过程中，发现更多的人因为吃了这种药而死。18日，美国医学会的检验报告出来了，结果表明磺胺没有毒，是二甘醇造成的毒性反应。

麦森吉尔依旧坚持自己没有犯法，沃尔金斯则挺不住，病倒了，他给美国医学会发电报，询问是否有二甘醇有毒的记录，对方回答说没有。

10月26日，死亡总数上升到36人，10月底达到67人，还有很多可疑死亡病例。FDA成功地回收了总数为240加仑药物的99%。这件事导致美国的磺胺热迅速降温，以至于美国医学会不得不大力吹嘘磺胺。

11月3日，麦森吉尔发电报给美国医学会：我没有违法。

8个月后，沃尔金斯对着自己的脑袋开了一枪，结束了自己的生命。

11月25日，国会就此事举行听证会，农业部长亨利·华莱士向国会报告了情况。353名服用麦森吉尔公司Elixir磺胺的人，至少73人死亡，还有20多例死亡正在调查中，死亡总数肯定会超过100人，如果不是FDA采取果断行动，240加仑磺胺药会毒死至少4500人。华莱士的报告表明联邦政府少有的强势姿态，其目的是针对1906年的食品和药品法案。

1906年食品和药品法案是老罗斯福总统推行改革时期制定的法案，旨在监管食品和药品安全。但这个法案经过30年的执行，已经很不适应当时的情况，特别是法案侧重于食品，30年间几乎没有改变。该法案并不要求药物在销售之前在动物或者人身上进行安全性检测，也不要求药厂提供有效证据。除尼古丁外，任何药物都可以自由买卖，不需要医生处方，药物的标签上不必列出成分、剂量和副作用。唯一的管制是关于药品广告的，法案禁止在包装上有不实之词，但这只适用于包装，厂家在报纸和广播里做广告时可以随便说。

20世纪初，专利药物是美国社会的一大组成部分，美国人自己给自己治疗，自己决定买什么药。药厂研制出新药后申请专利，拿到专利后就开始广告攻势。20世纪30年代，美国卫生保健费用的十分之一用在专利药上，平均每个美国人每年买3到4瓶药。药物是美国第四大产业，其中一半产值来自专利药，每年上10亿美元，这还是在大萧条时期。

<u>35</u>　药不能自己想吃就吃

因为太赚钱了，专利药物行业势力非常大，雇用了庞大的游说集团影响国会，不仅不让政府对 1906 年法案进行改善，而且尽可能使之无效。1912 年又加入了一条修正案：如果认为药厂有虚假广告行为的话，比如某药厂宣称它的某种药能治某种肿瘤，政府不能以证明这个药有没有效果来做决定，而是要以证明这个药确实无效来做决定。对于 FDA 来说，做到这一点太难了。结果美国药物市场什么都有，包括一些有毒的药物。

1933 年，罗斯福总统上台，大搞新政，坎拜耳觉得机会来了，找到农业部副部长雷克斯福德·特格韦尔。特格韦尔是罗斯福的智囊之一，主张激进的新政，向苏联学习，被政治对手指责为美国的斯大林。特格韦尔和坎拜耳很快向国会提出加强药物管理的"特格韦尔提案"，结果在国会碰得鼻青脸肿，不仅遭到厂家的反对，也遭到零售商、广告公司的反对。因为专利药厂总部大多在南部，来自南部州的议员们群起反对，很多选民也反对，因为这样一来就侵犯了他们自我治疗的权利。支持"特格韦尔提案"的是消费者、妇女团体和一些医生。一场交锋下来，"特格韦尔提案"无疾而终，特格韦尔也离开政府，回到大学继续当他的经济学家去了。

坎拜耳并没有灰心，因为另外一个人扛起了改革药物法的大旗，他就是来自纽约的参议员罗夫·科普兰。

科普兰是医生出身，但他学的是替代疗法。此时美国已经没有多少这样的医生了，他是其中的佼佼者，在报纸上有自己的专栏，有自己的广播节目，还靠授权药厂使用自己的名字做广告而赚了大钱。他提倡大家多锻炼，注重饮食的健康。他口才不好，在参议院，只要他发言，参议员们都纷纷离去。虽然他是民主党人，但属于保守派，在观点上更接近于共和党，以致他连任时没有获得罗斯福的支持。

坎拜耳和科普兰是在几年前处理一起食品污染事件中有了交情的，当时科普兰是纽约市卫生局长，他很好地处理了事件，赢得了 FDA 和厂家的赞扬。科普兰的医学背景、他和专利药物行业的关系、他和广告界的关系，以及他的保守派的政治立场，使得他是唯一能够使各方面坐在一起的人。

经过几年努力，科普兰还是不能对 1906 年法案进行丝毫的改革，而塔尔萨事件的发生，改变了一切。由于死亡基本上发生在南方，南方议员面临选民巨大的压力，转而支持政府加强药品管理，一些大药厂也支持政府严格管理药物，因为这样可以帮他们减少竞争对手。科普兰对自己的提案进行了修改，在这个新版本中，前几年所有的妥协和让步都不算数了，包括厂家必须提交安全数据和所含成分，新药销售必须经 FDA 批准。

1938 年 6 月 2 日，国会通过了新的《联邦食品、药品和化妆品法案》，从这时起，在美国，药物上市之前必须检测其安全性，标签上必须列举所有的有效成分和警告。如果发现药品对健康有影响，FDA 有权禁止其销售。这个法案成为今天美国和很多国家药品管理的基石。

这是科普兰平生最伟大的成就，但对于他来说，代价太大了，两周后，科普兰因为心脏衰竭去世，原因是长期工作过度疲劳和承受巨大的压力。这位让美国人享有药品安全的人为此献出了自己的生命。

一周后，罗斯福总统在法案上签字使之生效，这是罗斯福新政的最后一项。

这个法案迫使有实力的公司扩大研究规模，使得美国的药物研究取代德国，占据了世界首位。而那些专利药厂被挤出药品领域，只能去生产非处方药。

1938年6月，麦森吉尔受到起诉，因为事件发生在新法生效之前，只能用旧法定罪，罪名是标签有错。麦森吉尔的律师建议他认罪。最后没有人入狱。麦森吉尔公司交了一笔自1906年以来最大的罚款，

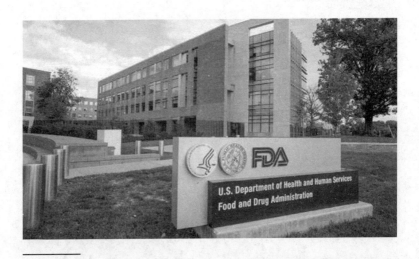

从这时起，在美国，药物上市之前必须检测其安全性，标签上必须列举所有的有效成分和警告。如果发现药品对健康有影响，FDA有权禁止其销售。这个法案成为今天美国和很多国家药品管理的基石。

26000 美元，合每名死者 250 美元。

1939 年初，脑膜炎又开始在苏丹流行了，这已经是这个病连续 5 年流行了。前四次流行中，该病的致死率高达三分之二，已经杀死了15000 名苏丹人。这次流行后第一批发病的 41 名病人很快死了 33 名，当地的英国医生能做的只是照顾病人。

当地诊所里有三瓶磺胺样品，在路上碎了两瓶，这是准备治疗链球菌感染和肺炎的，在没有其他办法的情况下，他们准备给脑膜炎病人用磺胺。但是病人们已经昏迷了，不可能吃药，他们便把加水磺胺磨碎，给 21 名病人注射进去。医生们本来没有抱任何希望，可是过了几天，所有被注射的病人都活得很好。他们马上发电报，要求支援更多的磺胺。药物到手后，他们挨村走访，给所有能见到的病人注射磺胺药，一共治疗了超过 400 名病人，其中 90% 以上存活，并且终止了脑膜炎的流行。

这是到那时为止最大规模的磺胺临床试验，在此之前，磺胺对脑膜炎是无效的，而这次用的磺胺，是一家英国药厂梅和贝克公司生产的新型磺胺药 M&B693，本来是用于治疗肺炎的。

　　罗纳－普朗是梅和贝克公司的大股东，在巴斯德研究所发现磺胺的效果后，梅和贝克公司便开始研究磺胺。他们把磺胺和不同原子组合，希望能找到更广谱更为有效的药物，他们也没什么目标，就是逮到什么化学原子就用什么。1937年10月，一位技术员从实验室的架子上拿起一个落满灰尘的瓶子，上面写着氨基吡啶，制备日期是七年前。当时做这个化合物的人已经离开公司了，为什么做这东西没人知道。这位技术员将磺胺和氨基吡啶结合，编号为M&B693，送到动物实验室进行检测。

　　磺胺药问世后，到处都在进行动物实验，搞得全球实验动物紧缺，梅和贝克公司实验用的链球菌感染的小鼠也断货了，不巧动物实验室负责人又度假去了，动物室的技术员擅自决定用肺炎小鼠检测。肺炎是当年导致死亡的最严重的疾病，但医学界只有血清学疗法，可这种疗法一来昂贵，二来很难在全球范围内使用。

　　然而M&B693在肺炎模型小鼠身上见效了，重复几次检测，结果都是一样的。除了肺炎之外，M&B693对脑膜炎、葡萄球菌感染和淋球菌感染都有效，被称为磺胺吡啶。这个药的安全性也很好，在临床试用期间将肺炎病人的死亡率从27%降到8%，很快每个英国医生都用它来治疗肺炎病人。

但磺胺吡啶在美国姗姗来迟，主要原因是新的法律。磺胺吡啶于1938年10月上报FDA，尽管肺炎流行的季节到了，各地的医生们呼吁尽快批准磺胺吡啶上市，但FDA依旧按部就班，在美国医学会帮助下，直到1939年春天才最后上市，而且只能凭处方购买。磺胺吡啶的审批奠定了美国新药审批程序的基础。

磺胺吡啶一经上市，肺炎的血清学疗法就寿终正寝了，美国最大的肺炎血清供应商只好结束了这个业务，把28000只提供血清的兔子都处理了。磺胺吡啶每年起码能够救33000名美国人的生命，从此肺炎也不再是头号杀手了。

从磺胺吡啶开始，各国药厂开始按这个思路去找新的磺胺药。1940年，比磺胺吡啶效果更强的磺胺嘧啶问世。到1942年，多达3600种磺胺类变种药物被合成出来加以研究，在美国市场上销售的就起码有30种。这样一来，法国人就落在后面了，德国人也好不到哪里去，拜耳公司的百浪多息和纯磺胺的销售大幅度下滑。每一种新的磺胺的出现，对百浪多息都是沉重打击。论效果，磺胺吡啶是百浪多息的6倍，磺胺噻唑是百浪多息的54倍，磺胺嘧啶是百浪多息的100倍。除了疗效好之外，新研发出的磺胺类药物还比百浪多息和纯磺胺能对付更多的疾病。

虽然最先研发出了百浪多息这一磺胺类药物，但是，多马克和富尔诺还是无法解释磺胺是怎么在抗细菌感染中起作用的，等这个谜团终于被英国科学家唐纳德·伍兹和保罗·费尔德斯解开时，距多马克发现百浪多息已经8年了。他们发现磺胺并不是一个魔球而是迷魂药。磺胺有一个特点，就是当其周围有死细胞和大量脓存在时效果就不好。

伍兹和费尔德斯从这一现象开始研究，他们发现让磺胺效果不佳的是一种叫对氨基苯甲酸的小分子，这种东西与磺胺在性质和特性上几乎一模一样。细菌繁殖需要对氨基苯甲酸，有些细菌自己能合成对氨基苯甲酸，有些则依赖外界供应。

当有磺胺存在时，细菌则把磺胺当成对氨基苯甲酸吸收进来，但磺胺并不能提供营养，于是细菌就饿死了。但当有死细胞和脓存在时，它们会分泌出大量的对氨基苯甲酸，细菌就用不着饥不择食地吸收磺胺了。对于那些自己能合成对氨基苯甲酸的细菌，磺胺的障眼法就失效了，磺胺及其变种对伤寒、结核、霍乱、炭疽无效就是这个道理。

美国医学界仍继续大量使用磺胺，1941年，美国药厂一共生产了1700吨磺胺，每年有5万人被磺胺救活。

1939年，多马克和家人在海边度假别墅度假，但8月底当地发现了一枚水雷，多马克决定缩短假期，回到公司后又马上去柏林出差，正好赶上第二次世界大战爆发。多马克赶回家，准备应征入伍，但纳粹政府并没有找到他头上。

对纳粹的不认可和作为一名德国人的义务之间的矛盾使得多马克在二战开始后陷入轻微抑郁症之中。到了10月，他得了流感，自己给自己吃百浪多息，他还是认为这是最好的磺胺药。10月26日，他强撑着去实验室接待了一批参观者，下午回家休息，接到一位瑞典记者的电话，询问他的研究情况和所获嘉奖。晚上那位记者再来电话，祝贺他获得1939年诺贝尔生理学或医学奖，午夜他收到正式电报，随后是各媒体的电话。

多马克对获奖很高兴，因为他能和科赫、埃尔利希共享同一荣誉，但他也很焦虑，因为1935年诺贝尔和平奖授予了正在纳粹集中营里的卡尔·奥西茨基后，希特勒便禁止德国人接受诺贝尔奖。虽然奥西茨基于 1938 年因结核死于集中营，但这项禁令并没有取消。

多马克只把消息告诉了自己的上司，对方让他一定要保密，果然德国的报纸上只字未提这件事。奥西茨基事件之后的三年中，诺贝尔奖委员会并没有授予任何德国人诺贝尔奖，但 1939 年却一口气颁给了三个德国人。另外两名是因故推迟宣布的 1938 年化学奖获得者——奥地利人理查德·库恩和 1939 年化学奖获得者——德国人阿道夫·布特南特。

库恩和布特南特得知获奖消息后，很快接到外交部的指令，要他们拒绝领奖。一个月后，他们被教育部叫到柏林，在教育部他们见到的是党卫军的一位准将，还有另外一个人在场，并未做自我介绍。桌子上放着三封打好的信，两人面前各一封，另外一封应该是多马克的。信是写给诺贝尔奖化学委员会的，内容一样：拒绝领取诺贝尔奖，不仅仅因为这违反德国法律，更因为诺贝尔奖委员会颁奖给他们的目的是让他们对抗法西斯。两人希望对信的内容进行修改，但被告知信中每一个字都经过希特勒本人批准，不能修改。两人只好签字，并且他们被要求回家后把信寄出。

库恩和布特南特拿着信走出教育部，这才想到没有在场的多马克，他正在盖世太保的监狱里。

诺贝尔奖委员会并不是搞政治化，他们已经避免给德国人颁奖三年，算相当克制了，当时科学大国数来数去也就是英国、法国、德国和美国，再不给德国人机会实在说不过去，加上奥西茨基已死，1939年诺贝尔奖评奖时，就没有顾忌了。

但诺贝尔奖生理学或医学奖评选委员会主席、瑞典病理学家韩森多了一个心眼，在得知多马克有可能获奖后，他马上给戈林去信，询问德国政府对诺贝尔奖的态度，戈林没有回信。韩森接着找到德国大使馆文化专员，此人认为这对德国科学是好事，主动给本国政府写信，建议取消禁令，政府回复：对此不欢迎。韩森把这个结果通知了评选委员会，但评选委员会认为如果因政治而改变评选结果的话，会有损诺贝尔奖的公正。评选委员会继续评选，一致赞同将这一年的生理学或医学奖授予多马克。

多马克去找蒙斯特大学的校长，因为他还挂着蒙斯特大学教授的头衔。校长找教育部长询问，答复是等着。校长又帮他找国内事务部部长，解释说这是科学奖，是瑞典人颁发的，诺贝尔和平奖是挪威人颁发的，但还是没有结果。11月3日，多马克致电诺贝尔奖评选委员会，告诉他们不知道自己能否参加颁奖典礼。

11月27日，盖世太保来到他家，进行搜查后把他逮捕了，在监狱里他问自己被逮捕的原因，得到的答案是对瑞典人太客气了。在监狱中，他因为焦虑而胸痛，一周后才被释放。几天后，在去柏林做科学报告的路上，他被通知前往盖世太保的办公室，那里有一封拒绝诺贝尔奖的信，多马克在上面签了自己的名字。

他用不着担心参加不成诺贝尔奖的颁奖仪式了，因为由于二战的原因，1939 年的颁奖仪式取消了。

奖没有领到，多马克里外不是人，米奇和克莱尔十分不满，尤其是克莱尔，药是他合成出来的，可是功劳和他一点儿关系都没有。克莱尔失望之下，对科学没了兴趣，彻底停止了研究工作，转到拜耳公司其他部门，从此和科学绝缘了。

1939 年诺贝尔奖给了多马克，的确有可商榷之处。百浪多息的研制，克莱尔和米奇，甚至赫连都有巨大的贡献，还有确定磺胺效果的富尔诺团队也功不可没。在此之前，新药研制都是少数人的研究行为。从百浪多息开始，新药研究是团队项目，有很多人参与，常常由企业来做，非常难以确定是哪个人或者哪几个人的贡献，诺贝尔奖也因而从此极少授予新药研制者。

多马克出狱后，忍着胸痛继续寻找新一代磺胺类药物。就在德军占领波兰之时，他的团队研制出了甲磺灭脓（米隆），对坏疽效果最好。他希望德国军队能够用上这种药，这样再也不会出现一战时他在乌克兰前线医院所见到的那种情况。

此时，科尔布鲁克以上校身份入伍，来到马其诺防线，负责评估磺胺使用的情况。在马其诺防线，他和给法国士兵使用磺胺的富尔诺团队合作，进行了大量的研究。本来以为这场战争会和一战一样是战壕战，没想到马其诺防线形同虚设，科尔布鲁克仓皇撤回英国，实验仪器和数据全丢了。其后一年中，他继续证明磺胺的重要性，终于得到军方认可，到北非战役时，英军已经配备了足够的磺胺，严重的伤口感染已经很罕见了。

德军势如破竹，轻易地进入巴黎。富尔诺并没有跑路，他根本不在乎拜耳公司对他恨之入骨的敌视，因为他在纳粹中很有人脉。德军占领巴黎后，他继续在巴斯德研究所进行他的研究工作。

磺胺的药效引起德军的注意源自一起突发事件。1942年5月底，希特勒的爱将、希姆莱的副手莱因哈德·海德里希遇刺，医生们马上进行了手术。希姆莱闻讯后派自己的私人医生卡尔·吉布哈特等人前往布拉格，他们认为还需要再做一次手术，术后进行了输血及磺胺治疗。治疗后，海德里希状态稳定。与此同时，德国人把捷克刺客包围在布拉格一间教堂的地下室内，刺客弹尽之际自杀。

但没想到几天后海德里希体温突然升高，出现感染，医生们加大磺胺用量，还是不能控制血液感染。6月4日，海德里希去世。

当天，德国人为此杀死了152名犹太人，海德里希的尸体被运回柏林，希特勒参加了葬礼。一周后，德军来到曾经为刺客提供藏身之地的小村庄利迪泽，杀死了村里所有的成年男子，将妇女和儿童送进集中营，村子彻底被毁灭。

还在悲伤之中的希特勒听自己的私人医生说，负责抢救海德里希的吉布哈特过于依赖手术，没有给予足够的磺胺治疗而导致病人死亡，如果使用磺胺得当的话，是能够救海德里希的命的。希特勒大怒，找来吉布哈特质问，吉布哈特否认。为了证明自己的清白，由他负责，开展了一项新的医学研究项目。

利迪泽的妇女们被送进了拉文斯布吕克集中营，这里主要关押着波

兰妇女，大多是政治犯和犹太人，很多人已经被判处死刑。1942 年 6 月
27 日，15 名集中营里的波兰妇女被叫到总部，在确认身份后，由集中营
的年轻住院医师赫塔·奥伯休赛测量她们的腿部长度。奥伯休赛刚刚从
医学院毕业，这是她作为女医生能找到的最好的工作。检查结束后，她
们被带到集中营诊所，在那里接受麻醉和腿部手术。她们的腿部被切
开，伤口附近的血管被结扎，给伤口倒入细菌培养液后才缝合。之后给
她们使用不同剂量的磺胺进行治疗。这是在复制海德里希的情况。

除了吉布哈特外，党卫军的医学总管恩斯特·格拉维茨也观摩了这
次试验。第一组的 15 名试验者无一死亡，格拉维茨认为是试验设计有
问题，没有重复海德里希当时的情况。再进一步的试验是，泥土、玻
璃碎片和碎木渣被加到伤口中，骨头被折断，组织被切除，并尝试移
植，甚至真的对着腿开枪，等感染出现后，再进行手术和磺胺治疗。
为了设立对照，一部分人不给予磺胺药。一些参与试验的妇女死亡，
剩下的留下可怕的伤疤，人们称她们为 Kaninchen（兔子）。

当集中营里的妇女们意识到发生了什么事后，她们开始反抗，格拉
维茨及其手下继续试验，甚至不用麻醉药。1943 年 8 月，当德国人下
令扩大试验规模时，集中营里的波兰妇女罢工，拒绝做试验用的"兔
子"，导致试验停止。后来一支盟军部队出现在附近，德国人开始尽
可能地杀死所用的"兔子"，而集中营的人们尽可能将"兔子"们藏
起来，最后有 50 多人活了下来。在纽伦堡审判中，其中两人出庭做证，
揭露纳粹用活人做试验的罪行。

奥伯休赛被判入狱 20 年，5 年后被释放，在一所私人诊所工作，被
发现身份后她的执照被吊销，以厨师为业。吉布哈特被吊死，格拉维
茨于战争结束前在柏林自杀。

38 青霉素

在海德里希遇刺之前，德军对磺胺的作用仍然半信半疑，希特勒本人反对动物实验，因为他周围的医生们一直强调磺胺的副作用。海德里希死后，多马克应邀给一组德军军医进行关于磺胺药效的现场演示，在实验小鼠身上进行的实验非常成功，加上拉文斯布吕克集中营的试验，德军高层终于同意了，给每个德国军人装备了混合磺胺粉，此后德军中的坏疽发生率直线下降。

到 1943 年，英军和德军或由士兵随身携带磺胺，或为随军医疗队配备磺胺。每个美军士兵也会随身携带一到两包磺胺粉，可以用一只手涂在伤口上。交战双方都加紧生产磺胺，可是依旧供不应求。

苏军就没有这么幸运了。日军也一样，在太平洋战场上，磺胺是美军取胜的因素之一。当红十字会给美军战俘送磺胺药时，日军看守愿意用任何东西来交换，美军战俘索性做假药片和日本看守交换食物和香烟。

1943 年 12 月 11 日，丘吉尔在开罗上了飞机，前往突尼斯，打算在艾森豪威尔处休息几天。因为实在是太疲惫了：他之前在结束和蒋介石的会谈后，紧接着又去了德黑兰和罗斯福、斯大林见面，然后才返回开罗。这一连串的飞行让已经 69 岁的丘吉尔感到精疲力竭，加上去突尼斯的飞机又因故延迟，让丘吉尔不得不在沙漠的寒风中待了一个多小时。等他终于到达艾森豪威尔的住处时，咽喉已经肿得说不出话来了，第二天就发起了高烧。他的私人医生不知道病因，而且本地的医疗条件很不好，也没有实验室能够查出是哪种细菌感染，连牛奶都找不到，只好向开罗求援。

开罗迅速派来了一组医疗人员，检查结果显示丘吉尔的白细胞计数正常，等 X 光机到了后，发现他的左肺叶有阴影。此时丘吉尔已经出现心脏衰竭的症状了，各地的专家相继被请来，但丘吉尔的症状却越来越严重，医生们只好通知丘吉尔的家人。

在第二次世界大战的关键时刻，英国的领袖就要病死了。

绝望之际，医生们给丘吉尔使用了 M&B693。磺胺展示了它的威力，丘吉尔的体温恢复正常，开始进食，到圣诞节时，他已经能够参加会议了。

磺胺达到了辉煌的顶峰。

之后就是衰落之路了，因为终于有人能够生产出足以替代它的产品——青霉素了。青霉素的发现者是弗莱明。

1928 年，弗莱明成为伦敦大学的细菌学教授，此时他已取得了不少成就，包括发现了溶菌酶。这年夏天，他和家人一起去度假，9 月 3 日才返回实验室。那段时间弗莱明一直在进行葡萄球菌的研究，走以前他把那些葡萄球菌的培养基放在实验室一角的台子上。回来以后，他发现有一个培养基被真菌污染了，奇怪的是，靠近污染部位的菌团都被杀死了，远离污染部位的菌团都没事。弗莱明将污染的东西进行培养，发现这是一株青霉菌，能够释放出一种物质，可以杀死很多致病菌。

　　某种细菌可以抑制甚至杀死其他细菌的现象从巴斯德开始就不断有人发现，但一直没有人当回事。弗莱明将这种东西叫作青霉素，并进行了一系列实验。他发现青霉素对革兰阳性细菌有效，对他正在研究的革兰阴性细菌无效，但淋球菌是个例外。

　　弗莱明于1929年在英国《实验病理学》杂志上发表了青霉素的研究结果，反响寥寥。他继续进行研究，但发现培养青霉菌很困难，培养成功后分离更困难，这让他觉得青霉素不可能用于治疗感染。而且青霉素在人体内存活的时间太短，不足以杀死细菌，所以青霉素在人体上的试验基本上无效，当时的医生们只把青霉素当成皮肤杀菌剂用。最后弗莱明也放弃了，转到研究化学药物上，但他还是十年如一日地坚持进行青霉菌的传代。

　　弗莱明将自己那株青霉菌连续传代了12年，可是始终没有找到提纯的办法，也没有厂家愿意投入费用进行研究，弗莱明终于死了心，专心致志研究磺胺去了。1940年8月，一份医学杂志上发表了一篇文章，证明提纯青霉素在实验小鼠身上对葡萄球菌感染有效。弗莱明非常激动，因为这是10年来唯一一篇关于青霉素的动物实验报告，更重要的是，这篇论文的作者解决了提纯青霉素等难题，他自己多年来始终无法提纯出能在动物身上起作用的青霉素剂量，就更不要说给人用了。

　　弗莱明看了一下作者，是牛津大学霍华德·弗洛里实验室的恩斯特·钱恩等人。澳大利亚人弗洛里毕业于剑桥，是牛津大学的病理学教授，弗莱明知道他的实验室在进行抗菌药物的研究，便马上打电话找到弗洛里，说自己打算几天后去拜访一下。

　　弗洛里放下电话，到实验室找到钱恩，告诉他青霉素的发现者过两天要来，钱恩大吃一惊："就是那个弗莱明？我以为他早死了。"

钱恩的父亲是俄国犹太人，母亲是德国人，他在腓特烈·威廉大学获得化学学位。纳粹掌权后，作为犹太人，他觉得德国不能待了，便移民英国，到剑桥大学，在伍连德的老师、因为发现维生素而和埃克曼共享 1929 年诺贝尔生理学或医学奖的弗雷德里克·霍普金斯手下工作。1935 年出任牛津大学病理学讲师，研究溶菌酶和生化技术，1939 年来到弗洛里手下进行抗菌药物的研究。

弗洛里翻出了弗莱明 9 年前发表的论文，两人觉得值得研究。弗莱明用酒精提取青霉素，钱恩改用乙醚提取，正因为能溶于有机溶剂，钱恩认为青霉素不是酶，而是小分子化合物，很快他们确定了青霉素的分子结构。

但是他们和弗莱明一样面临青霉素不稳定的问题，学化学的钱恩觉得能够找到解决的办法。此时战争眼看就要爆发，磺胺类药物在有脓血存在时无效，而青霉素在这种情况下依然有效，很值得研究下去。弗洛里搞来资助，加快了研究的步伐，经过各种实验，他们终于制成 100 毫克的粉末，给实验小鼠进行体内注射，证明青霉素有体内杀菌作用。

弗莱明来到牛津，彼此都很激动，但并没有给弗洛里和钱恩任何帮助，他们的论文和当年弗莱明的论文一样几乎没有反响，也没有厂家愿意投入，英国各药厂的注意力全在磺胺上。弗洛里和钱恩继续改进青霉素培养和提纯的办法，到 1941 年上半年终于有了可以用于病人的剂量。第一例接受青霉素治疗的病人一开始状况不错，但由于没有足够的青霉素进行后续治疗而死亡，还有一例病人死于其他原因，其后两例病人由于使用了足够的青霉素而痊愈。

临床结果发表了，但还是没有找到合作厂家，这种只治疗了四个病

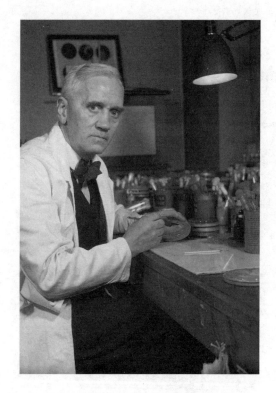

弗莱明于 1929 年在英国《实验病理学》杂志上发表了青霉素的研究结果,反响寥寥。他继续进行研究,但发现培养青霉菌很困难,培养成功后分离更困难,这让他觉得青霉素不可能用于治疗感染。

人而且还死了两个的报告和铺天盖地的磺胺类药物临床报告相比实在是太寒碜了。磺胺类药物一用,通常是 100%有效,而且这类药要多少有多少,成本也比青霉素便宜多了。医学界主流思路都在合成药物上,这种比抗血清疗法好不了多少的生物药物在大多数人眼中是过时的东西。英国被卷入二战后,所有的资源都被调动到军中去了,弗洛里没有办法在英国继续研究下去,在洛克菲勒基金会的资助下,1941 年 7 月,他带着诺曼·希特利来到美国,随身携带着一小包青霉素和冷冻干燥的青霉菌。

　　来到美国后，他们和美国农业部首席真菌学家查尔斯·索恩会面。早在 1930 年，索恩就收到了弗莱明的样品，他将样品分送给对此有兴趣的真菌学家，最后只有一位证实了弗莱明的发现。这次会谈，使索恩意识到青霉素的潜力，美国科学研究和发展办公室及其医学委员会决定一方面研究大量发酵青霉素的方法，然后合成青霉素。很快美国有 39 个药物实验室开始进行合成青霉素的研究。

　抗生素

1941 年 12 月，日本偷袭珍珠港，造成大量美军伤亡，好在珍珠港医院中有大量的磺胺，每名伤员都服用了足够的磺胺，使得美军历史上第一次出现战争中无人因感染而截肢、无人因感染而死亡的情况。珍珠港事件之后，美国参战。虽然有足够的磺胺，美国依然有紧迫感，决定加快青霉素的研究。

被选为青霉素发酵研究的地点是农业部设在伊利诺依州皮奥里亚的北方区研究实验室，此时这里正在进行玉米浆的研究。弗洛里和希特利来到皮奥里亚实验室后，用这里的深罐进行培养，并在培养液中加入玉米浆，使得青霉素的产量提了 10 倍。这种深罐培养使得青霉素工业化生产成为可能。

但是，产量还是太低。他们所用的青霉菌还是弗莱明发现的那株，于是，研究人员到处找高产青霉菌，最后在皮奥里亚农贸市场里的一个发霉的哈密瓜上找到了一株高产菌株。

青霉素的生产水平不断提高。1942 年 3 月，用青霉素治好一例链球菌败血症病人，已经用去了半数库存；到 1942 年 6 月，库存青霉素就可以治疗 10 个病人了；到 1943 年，青霉素的产量已经可以提供给军队使用了；1943 年秋天，开始向战区供应，但成本还是很高，要 20 美元

39 抗生素

一个剂量，因此只能给有生命危险的伤员使用。1943 年，军用的青霉素占了青霉素产量的 85%，为 2310 亿单位；到 1944 年，青霉素产量达到 16330 亿单位。到诺曼底登陆时，盟军有 3000 亿单位、10 万剂量青霉素的储备。1945 年青霉素产量达到 79520 亿单位。1946 年时每剂量成本只有 55 美分。

青霉素的神奇效果开始广为人知，很多国家相继开始研制青霉素。有关青霉素纯化的论文相继发表，但具体生产方法属于军事机密。不同菌种青霉素的产量相差悬殊，高产株如稀世珍宝，美国各药厂均严守秘密，外人根本无法拿到，只能自力更生。

此时中国人也在研制青霉素。抗日战争烽火连天，在云南昆明西山的一片平房中，那里是流亡到此的国民政府中央防疫处所在地，处长汤飞凡得知美国青霉素工业生产成功的消息后，决定自行生产青霉素。

为了寻找高产青霉菌菌株，中央防疫处上上下下掀起了寻霉热，全体职工及家属从早到晚到处寻找绿毛，找到后拿去分离。一次又一次分离，一次又一次失败。终于有一天，技正卢锦汉发现自己破旧的皮鞋上有一团绿毛，拿到实验室，从中分离出一株高产菌株，用这一菌株，生产出了每毫升 200—300 单位、每瓶 2 万单位的国产青霉素。

中国 NEPB（National Epidemic Prevention Bureau，中央防疫处）因此天下闻名。《科学》杂志于 1943 年派专人前来采访时，发现中国的青霉素生产车间是这个样子的：没有自来水，只有一台又旧又漏，而且每天用完后都要修理的锅炉；用过的琼脂要回收使用，回收的设备是一只破木船，放在湖里进行透析；没有商品蛋白胨供应，完全靠自己制造；胃酶用完了，就从自己养的猪的胃里提取⋯⋯

中国之所以存在，是因为有中国人；中国之所以不亡，是因为中国人不肯低头。

青霉素虽已实现批量生产，但包括多马克在内的德国科学家和世界上大多数科学家都倾向于合成药物。虽然多马克进行了青霉素和磺胺的比较实验，证明两者对很多细菌性感染都一样有效，但磺胺生产流程已经建立了，要比从绿毛中提取青霉素容易多了，科学家们认为提取青霉素像中世纪巫术一样，不是现代科学的路数。

虽然钟情于化学药物，但德国人也在研制青霉素。1942年10月，赫连参加了一次有关会议，得知IG法本公司的另外一位科学家正在寻找批量生产青霉素的方法。研究有了一定进展后，在希特勒一位私人医生的指挥下，纳粹准备在一些由犹太人做苦工的工厂里进行青霉素工业化生产。可是在研究就要成功之时，青霉素研究基地遭到盟军轰炸，项目被迫停止，二战期间德国没有获得生产青霉素的能力。

由于青霉素大批量生产时二战已经接近尾声，青霉素并没有影响战争的结局，加上德国有的是磺胺，对付伤口感染不是问题。但青霉素的成功，打开了抗菌药物的生物领域，在青霉素之后，各种抗生素相继被发现。

1943年，美国罗格斯大学赛尔曼·瓦克斯曼实验室从土壤里的细菌中分离出链霉素，这是第一种氨基糖苷类药物。瓦克斯曼实验室后来相继发现了新霉素、链丝菌素、棒曲霉素、灰霉素和放线菌素等。链霉素是第一种能够治疗结核的抗生素，也是第一种治疗鼠疫的药物，链霉素的出现使得黑死病不再是不治之症。链霉素出现之前，人们对付结核病的方法，一是加强公共卫生教育，比如不要随地吐痰，二是靠免疫。BCG（天介苗）于1906年研制成功，直到二战后才被广泛应用，但疫苗的效果并不理想。随着链霉素的出现，到1950年，人群中结核死亡率只有100年前的十分之一。但是和基本上没有什么毒性的青霉素相比,链霉素的毒性太大,特别是会导致永久性耳聋。

瓦克斯曼创造了一个新医学名词——抗生素,指微生物的代谢产物和人工合成的类似物,其主要用途是抑制其他微生物的生长或者将其杀死,一般情况下对宿主不会产生严重的副作用。在自然界中,存在着大量的微生物,各种微生物之间为了生存彼此竞争,抗生素就是微生物生存竞争的产物。使用抗生素,是人类借用微生物的竞争手段以抵御有毒微生物、对抗传染病的方法。

抗生素的出现,使得磺胺开始过时了。1945年,弗莱明、弗洛里和钱恩共享诺贝尔生理学或医学奖。1952年,瓦克斯曼获诺贝尔生理学或医学奖。

40　卷土重来

为了推广磺胺，多马克从 1942 年开始在欧洲战区到处旅行，但他并没有从被盖世太保逮捕的事件中恢复过来，不能集中精力、失眠、胸痛。之后，他又回到拜耳公司继续研究工作。盟军为了战后计划，并没有轰炸拜耳公司。

多马克希望研究出对付结核的磺胺类药物，但非常困难。1942 年他和克莱尔、米奇再次闹矛盾，已无法继续合作下去，以至于赫连威胁不和他续约。多马克回复说，因为结核药物研究得不到支持，他准备参军去了。赫连退让了，结核药物研究开始有了一定的进展。但是德国败象已显，到 1944 年，拜耳实验室工作彻底停顿，1945 年春天被盟军占领。在英国人的管理下，多马克继续研究结核药物。

1944 年法国光复后，富尔诺接到巴黎警察局的信，通知说他被定性为叛国者，要他马上到附近的警察局自首。富尔诺立即跑路，东躲西藏了两个月，和官方谈妥条件后自首。他因为在占领期间和德国人合作而受审，但巴斯德研究所的很多同事出面为他做证，三个月后他被无罪释放，但不能再回巴斯德研究所，余生作为一个独立研究人员，没有什么贡献。

1945 年 8 月 16 日，赫连和 IG 法本公司的其他 23 名管理人员被盟军逮捕，罪名是使用集中营劳工做试验而导致上千人死亡，还有生产毒气等。两年后在纽伦堡进行法本审判，结果是他和10名管理人员无罪，另外13人被判短期徒刑。赫连回到IG法本公司，最后成为董事会主席。盟军在战后拿到法本公司的所有商业秘密，但是拜耳公司又一次在废墟上崛起。

战后，德国结核死亡率比战前增加了三倍，多马克开始用他研制的结核药治疗病人。1947年秋，他接到诺贝尔奖委员会的信，时隔八年，诺贝尔奖委员会邀请他夫斯德哥尔摩参加颁奖仪式。由于德国在占领军管理之下，多马克历尽千辛万苦终于到了斯德哥尔摩。在颁奖仪式上，他提到了磺胺药的耐药问题。

此时，磺胺已经衰落了。

以美国为例，1943年生产了4500吨磺胺，足够治疗1亿病人，最后这些磺胺都给饲养动物吃了。

早在1938年，磺胺的副作用就被注意到了，比如会导致贫血和肝肾损害。1942年，军队医院发现磺胺的药效在下降，比如对淋病的治愈率从90%下降到75%。最严重的情况发生在驻意大利的英军中，短短几个月，磺胺类药物只剩下25%的治愈率。到战争结束时，由于耐药菌的扩散，磺胺已经不能用于预防链球菌感染，美国和德国都停止使用磺胺类药物，因为继续使用磺胺反而会导致耐药菌的扩散。

磺胺的教训并没有被人们吸取，耐药菌出现在每一种抗菌药物上。过去50年，耐药菌的问题越来越严重。由于细菌之间存在着基因传递，造成耐药细菌以更快的速度出现，有时出现同时耐受几种药物包括磺胺的基因在一组细菌中存在的现象。

仅美国，每年就生产5000万磅抗生素，虽然国外的医生们早就开始防止抗生素滥用，但一杯牛奶中就含有8种抗生素，抗生素无处不在，防不胜防。而在中国，抗生素滥用的情况也普遍存在。世界卫生组织

（WHO）已经把抗生素耐受性列为 21 世纪公共健康的十大威胁之一。

青霉素的发现者弗莱明是第一个发现细菌耐药性的人，1945 年在接受《纽约时报》的采访时，他警告说抗生素的滥用会因为细菌选择性的变异导致更为严重的感染。

这个预言已经成为现实，专家预计到 2050 年，每年全球会有 1000 万人死于耐药性细菌感染。

1964 年，多马克死于细菌感染。

目前，就细菌性疾病来讲，人类面临的最严重的威胁是耐药菌。抗菌药物的出现，救了无数人的性命，也彻底改变了微生物世界。由于滥用和低剂量使用抗菌药物，使得耐药菌出现，抗菌药物杀死了不耐药的细菌，使得环境中的细菌结构发生了根本性的变化，长期下去，很有可能出现无法预期的后果。

目前人类和细菌在进行着一场比赛，人类不断地研制出抗菌药物，细菌则不断地产生耐药性。从目前的形势来看，人类已经处于失败的边缘，很有可能在某一天出现一种超级细菌，使得人类回到细菌性疾病无药可治的境地。

除了人类滥用抗菌药物外，人类饲养的动物也滥用抗菌药物。给饲养动物喂抗菌药物已经成为常规做法了，这样使得动物身上的细菌也具备了耐药性，而大量地进行动物饲养则大大地增加了动物源性细菌进入人类的可能。近年来多次出现的超级菌感染人类致死的例子，大有山雨欲来风满楼的气势。

到现在为止，危险最大的还是人类的抗生素滥用，不仅对人类的健康有害，也对动物的健康有害。微生物并没有被人类征服，经过短短 50 年，再次公然向人类挑战。

VIRUS

病　毒

01 迫在眉睫的威胁

2009年春天，继多年的禽流感威胁之后，猪流感在全球出现暴发性流行，全球200多个国家和地区出现疫情，上百万人生病，将近2万人死亡。世界卫生组织在40年间，第一次将流感大流行的警戒级别提高到六级，也就是最高级别，导致世界上不少国家（包括中国）都采取了严格的防疫措施。虽然经过一年多的流行，这场猪流感并没有成为另外一次流感大流行，但验证了大流感的威胁已经迫在眉睫，之后10年，对于下一场大流感的预测越来越多，基本上到了躲不掉的程度。

2002年年底，中国广东出现了一种新型传染性疾病，于2003年年初扩散到中国内地其他地区和香港，之后扩散到全球很多国家和地区。2003年春天这种被称为"非典型性肺炎"的传染病出现在北京后，引起巨大的社会恐慌，导致中国政府在首都采取了前所未有的强制性严格隔离措施。该传染病于当年夏天消失，全球共出现近万个病例，死亡近千人。最后，这种传染病被定名为"重症急性呼吸综合征"，英文缩写为"SARS"，其致病的病原是一种新型病毒，被称为SARS病毒。

艾滋病于1981年横空出世之后，在短短30年里成为现在全球流行的主要烈性传染病之一，危害程度和流感及疟疾相当。它是各国政府不得不面对的最严重的医疗和防疫问题之一，而且将和人类长期共存，可以说在某种程度上，艾滋病已经改变了人类的历史。

艾滋病、SARS、猪流感是过去几十年卫生防疫、传染病和微生物学领域面对的三大疾病，它们有一个相同之处，就是都是由病毒传播所引起的烈性传染病。这个相同之处告诉我们一个现实：病毒性传染病已经成为最严重的人类健康威胁。

由病毒引起烈性传染病的历史并不比由细菌引起传染病的历史短，和细菌一样，病毒引起的疾病对人口数量和人类的历史进程也有巨大的影响力。其中，影响最大的病毒性传染病有两个，一个是已经被消灭的天花，另外一个是还在继续威胁人类的流感。

天花在人类中流行了数千年，曾经几乎每一个儿童都会得天花，死亡率达到三分之一，如果没有牛痘苗的话，世界人口最多只有现在的一半。在全球范围内消灭了天花，是导致人口爆炸的原因之一。流感年年流行，患病者以百万计。1918 年大流感在全球范围内杀死了大约1 亿人。科学家预计，在不远的将来，还会出现一次这样的流感大流行，全球死亡人数也可能会以亿来计算。

由于磺胺和抗生素，一度严重威胁人类健康和生命的细菌性传染病得到了控制，虽然致病性细菌依旧是全球卫生系统的一大问题，但远远不如致病病毒那样危险。从整体上讲，病毒性传染病并没有得到控制。

病毒是一类比细菌还要微小的微生物，和细菌相比，病毒不具备独立的生存能力，完全依赖其他生物生存。这样一来，为了自己的生存，病毒必须具有强大的传播能力和在宿主体内存活的能力，这也使得人类在寻找病毒性疾病的治疗方法时困难重重。目前对付病毒性疾病的最有效的办法是接种疫苗，因为人类其实几乎没有针对病毒性疾病的治疗性药物，人们无法像对付细菌性疾病那样对患者进行治疗，而只能采取防患于未然的办法——在被病毒感染之前给人接种疫苗，使得人体具备对病毒的防御能力，因此现代人从出生开始，就要接种各种疫苗。

疫苗和抗生素不一样，一种疫苗只能对付一种病毒，人们最多把几种疫苗合并起来以减少接种次数，但本质上还是一对一。致病性病毒有很多种，而且还会不断出现新的致病性病毒，而疫苗的研制速度远远落后于新致病性病毒出现的速度。

病毒疫苗研究面对的问题有两个。一是理论上的挑战，比如艾滋病疫苗的研究。在过去30年，前所未有的研究经费投入艾滋病疫苗的相关研究中，但由于艾滋病病毒很会钻免疫系统的空子，至今还是没有解决关键的问题。二是病毒的挑战，比如流感疫苗的研制。流感疫苗早就问世了，人类也具备了大规模生产和接种的能力，但流感病毒变异程度非常高，每年流行的流感病毒毒株之间有很大的区别，针对上一年流行株所研制的疫苗只能为下一年流行株提供不到半数的免疫能力，就是说接种这种疫苗后，只有不到半数的人具备免疫能力，使得流感疫苗必须年年研制，年年接种。

疫苗接种还有一个问题，那就是疫苗接种还处于应急式状态。现在人们接种的疫苗越来越多，被这些疫苗所刺激出来的人类免疫能力之间的相互影响还没有被很好地研究，其对身体长远以至终身的影响的追踪调查还需要时间，也许会有出乎意料的结果。因此对于疫苗的安全性一直有很响亮的反对声音，由此衍生出反疫苗运动，导致以麻疹为首的多种几乎因疫苗接种而灭绝的病毒性传染病卷土重来。

病毒之所以这么难缠，最主要的原因在于，相比其他微生物，病毒和人类的关系更为密切。与细菌在人体内外起生命的辅助作用不同，病毒是人类在进化过程中的一个非常亲密的伙伴，在人类的基因组里，有抹不掉的病毒的烙印。

02　进化的伙伴

　　从中文词义上看，"细菌"这个词还算好理解，细小的菌种，是个中性词。而"病毒"则是十足的贬义，既病且毒，看起来就有些恐怖。和细菌一样，病毒的历史也非常悠久，比人类的历史要悠久得多，也比绝大多数生物的历史悠久得多。

　　病毒早在生命出现的早期就进化成功了，比细胞的出现还要早。对于病毒是如何进化的，有几种假说，可是都不能自圆其说。因为病毒实在太小了，肉眼看不见，就更不可能有化石了。研究病毒的历史只能用其他的办法，现在最常用的是DNA序列分析法。通过对相近似的病毒的基因序列进行分析，用程序计算DNA的变异程度，做出基因树来，可以找到病毒的祖先，也可以大致知道某种病毒出现的年代，这就是所谓的病毒考古学。病毒考古学是一门目前还处于幼儿学步阶段的学科，但它已经提供了很多令我们恍然大悟的结论。

　　由于是一种间接的方法，病毒考古学研究出的病毒出现年代相对于其他方法，跨度会更大，例如用病毒考古学方法得出最后一次病毒基因成为人类基因一部分的时间在距今100万年到10万年之前，跨越了90万年的时间。

　　生命的进化是一个适应环境和利用环境的过程，适应环境就是适者生存，生命必须能够对环境的变化做出百分之百的正确反应，才能在地球上繁衍下去。不管某类生命存在多久，一旦不能适应环境的变化了，就只能灭绝。恐龙和很多早已灭绝的动物就是这样的例子。将来人类很可能也会灭绝，和恐龙的结局没有什么区别。

在地球的历史上，生命只是匆匆的过客而已。如果把地球的整个历史变成一本厚厚的书的话，我们人类的历史连其中的一页都写不满，也许只会有短短的几行。在这些过客之中，病毒这类生命是很能适应环境的，因此它们才能够一直存在。

如果某种生命太过于自力更生，也不可能长久地存在下去。就地取材，充分利用环境所能提供的各种条件，才有可能长久生存，病毒在这方面做得最好。在长期的进化过程中，病毒已经将本身和寄生性无关的功能全部退化干净了，从而彻底地依赖其他生命，无论地球上出现哪种形式的生命，病毒都能够把它们变成自己的宿主，让它们为自己服务。

因此，当人类开始进化的时候，病毒就来了，把人类的始祖当作宿主，伴随着人类从原始哺乳动物进化到人的整个过程。早期的病毒是逆转录病毒，像艾滋病病毒那样以 RNA 的形式存在，进入宿主后转变成宿主的 DNA。一旦转变了，就会永久地在宿主基因中存在下去，偶尔还会进入生殖细胞，这样一来病毒基因就有可能在宿主中传宗接代，成为宿主基因的一部分。有的专家认为，人类基因组中有 8% 就是这样来自病毒基因的，甚至有人说，人类的出现是病毒基因变异的结果。

上面这个说法耸人听闻的成分居多，但人类的进化同样是一个不断地对环境的条件加以改造利用的过程。病毒的复制周期短，在复制过程中容易出现变异，从而给了人类一个引进和更新基因组的机会，借此对自身的基因去粗取精。如果没有病毒的存在，靠人类自己繁殖以出现良性变异，那会是一个极其漫长的过程。在人类和病毒一起进化的过程中，只有良性变异，也就是对人类有益的基因变异能够遗传下来，恶性变异因为导致体质下降和疾病而被淘汰了。

这个过程在距今 100 万年到 10 万年之前结束了，因为人类的基因进化已经完成，从而变得非常稳定，且具有排他性，进入人类基因组的病毒基因不能再遗传下去，我们的形体和功能已经被确定下来，不会再因为环境因素而变化。当然从时间跨度上就能够看出，这个基因稳定化也是一个长期的过程，一旦完成，人类就要向世界的主宰迈进了。

这样一个过程导致对人体而言病毒和其他微生物不同，其他微生物虽然也在人体内生存，但相对来说有它们的独立性，是一个外来者，即便是肠道细菌也能够因为拉肚子或者服用抗生素而被消灭。而病毒则成了人体的一部分，例如艾滋病病毒一旦进入人体，就无法被消灭，因为它已经成为人体淋巴细胞的一部分。也正因为这样，人类对很多病毒有天生的抵抗力。

也是因为这个转变，人类和病毒从亲密伙伴变成了敌人。

人类要生存，病毒也要生存，双方不得不为了生存而战。

03　存活的可能绝无仅有

　　和对抗细菌性疾病一样，人类对抗病毒性疾病也是先从经验开始。早在微生物学出现之前，人类便通过观察和实践，寻找有效的预防和治疗方法。非洲一些地区用泥土敷在细菌感染的部位，这便是利用土壤中其他细菌和微生物的抗菌能力来达到对抗感染的目的，和今天我们使用抗生素的道理是一样的。当然非洲这种土法抗生素大多数时候不仅无法治好病，反而会加重感染。在对抗病毒性疾病方面，早期则出现了疫苗的原始型，就是对抗天花的人痘苗。

　　人痘苗最早出现在中国，于清代在宫廷内成熟，但只在宫内和王公贵族之中使用，并没有推广到社会上。除了清廷刻意保密外，接种费用也极高，不是普通人可以承受得起的。人痘苗是基于人得过天花后不会再得天花的事实，从天花患者身上采取样品，经过灭活处理，给正常人接种，使之得一场非常温和的天花，这样就具备了对天花的终身防御力，这也是今天疫苗免疫接种的原理。人痘苗的问题在于安全性，因为它的制作过程是从经验出发，并非现代科学化疫苗生产过程，因此很有可能反而使接种者得天花。清廷为此花了巨大的人力物力，加上人体试验，使得皇子接种万无一失，但这种绝对的安全性只有皇家有可能办到。

欧洲人从北京获得人痘苗的制作方法后，将之传到欧洲，在土耳其经过了改良，变成手臂接种，然后传进英国。经过蒙太古夫人的努力，人痘苗接种被英国人和欧洲其他国家的人接受，也传到了美洲。但是人痘苗的安全性还是一个严重的问题，其次其价格也不是普通人能够承受的，因此人痘苗的接种率很低。

1796 年，英国乡村医生爱德华·琴纳发明了牛痘苗，这同样是一株经验性的疫苗。琴纳观察到挤奶女工不得天花的现象，然后发现她们都感染过天花的近亲——牛痘，于是，他认为得了牛痘后会使得人体具备对天花的抵抗力。之后经过人体试验证实了这个想法。

从科学的角度来看，人痘苗和牛痘苗并没有本质性区别，都是在不知病原为何物的情况下，根据经验总结出来的，其研制方法也没有现代科学的色彩。但和人痘苗相比，牛痘苗在微生物学上前进了一大步，它突破了人类和动物之间的界限，将来自动物的样品用在人身上，因此大大降低了接种的成本，也大大地提高了安全性，使得牛痘苗接种可以被每一个人所接受。从这时开始，经过将近180年的努力，人类从地球上消灭了天花病毒，这是人类在和微生物之间的战争中取得的最辉煌的胜利。从这一点上来说，琴纳为微生物学和人类做出了不可估量的贡献。

牛痘苗的出现，给了人类巨大的信心，实现了从天命不可违到人定胜天的思想转变，现代微生物学的发展也和这种信心有关。

但是，有了牛痘苗，并没有为其他病毒性疾病的预防或治疗带来任何帮助，现代微生物学的发展颇为缓慢，直到巴斯德和科赫出现，现代微生物学才真正成型，而病毒学的出现则耗时更久。

琴纳的牛痘苗虽然能够成功地预防天花，但从机制上，人们并不知

道为什么，也不知道天花是什么引起的。在细菌学不断取得成就之时，
人类对病毒的认识还是一片空白，人们意识到某些疾病是由微生物引
起的，但分离不到病原体，也就无从下手。琴纳的办法有很大的运气
成分，他找到了牛痘这种人痘的近亲，但这种运气非常罕见，并没有
第二个成功的例子。此外，微生物学注重发现病原体，搞清是什么东
西造成的疾病，才有可能有针对性地研究预防和治疗的办法，这种模
式对于细菌性疾病有效，对付病毒性疾病就不可行了。

这种情况直到巴斯德团队把注意力放在狂犬病研究上才得以改变。

从小时候开始，住在小村镇的巴斯德就生活在对狂犬病的恐惧中，
时不时会有发疯的狗或者狼来到村子里，见人就咬，被咬的人如果出
现狂犬病症状的话活下来的可能性几乎是零。

欧洲治疗狂犬病的最主要的办法，就是在被狗咬伤后马上找铁匠，
用通红的铁条把伤口周围全部烤焦，但这种局部剧烈消毒的办法是无
效的。其他同样无效的办法包括用海水，用小龙虾的眼睛、红公鸡的
粪便、燕窝、烧焦的熊的毛发、鼬鼠的尾巴以及各种草药进行治疗。

因为狂犬病是一种病毒性疾病，所以在巴斯德的时代，人们对于狂
犬病的病因一直不清楚，但很容易和被疯狗或者疯狼咬伤联系起来。
为了防止可能的从人到人的狂犬病传播，很多地方干脆把得了狂犬病
的人杀死。

开始研究狂犬病后，巴斯德还是按以前的办法，用显微镜观察患狂
犬病的狗的样本。因为狂犬病很明显是一种神经系统的疾病，所以他
先看脊髓样本，但看来看去一无所获。因为病毒太小，在巴斯德的时
代，人类还没有办法看到样本中的病毒。

巴斯德并没有退缩，他是那种不轻言放弃的人。在显微镜下看不

见，巴斯德就让大家寻找其他分离狂犬病病原体的办法。不久，鲁克斯有了重大突破，他把患狂犬病的狗的脊髓样本给健康的狗注射，每一次被注射的狗都会得狂犬病，证明狂犬病是通过存在于神经系统的病原传播的传染病。

但是，巴斯德他们还是没有分离到病原体，因此也就不能按过去的办法制备出疫苗来。一次又一次的失败让年老的巴斯德越来越灰心，打算放弃了，于是转而研究其他疾病。

04 成功

虽然巴斯德打算放弃，但鲁克斯还在坚持，他通过让脊髓样本暴露在空气中的办法得到了毒力减弱的样本。这其中的原理是病毒这种高寄生性微生物在体外存活能力很弱，如果时间控制得当的话，病毒还具有生存能力，但其毒力会锐减，就不会杀死宿主。

巴斯德得知这个结果后，马上振奋起来，立即重复了鲁克斯的实验，得到相同的结果。和科赫不一样，巴斯德一贯这样不顾手下人的感受，成果都算自己的，这次鲁克斯再也忍受不下去了，气愤地离开实验室，不再参与狂犬病项目，只要巴斯德在的话，他就不进实验室。不过鲁克斯最终还是尽弃前嫌，在巴斯德身后成为巴斯德研究所的领军人物。

沉浸在即将成功的喜悦中的巴斯德根本不在乎鲁克斯的恼怒，他根据鲁克斯的技术，很快研制出了疫苗。这种干脊髓在培养一开始时毒力非常弱，不能刺激人体产生免疫力，但在不断传代中毒力渐渐增强，等到第 14 代时，给狗接种，再给接种后的狗注射狂犬病的脊髓样本，狗就不会得传染病了，而这时候干脊髓的毒力还没有强到可以杀死宿主的程度。

这是继牛痘苗后第二个成功的病毒疫苗，和牛痘苗相比，巴斯德的狂犬病疫苗在质量控制上有了巨大的进步。

这个结果在哥本哈根的国际医学会议上报告后引起强烈的反响，大家关心的是这种疫苗什么时候能够给人类接种，但巴斯德并不着急，对于狂犬病他还有下一步的研究计划。

和天花不同，得狂犬病的人很少，如果像接种牛痘苗那样进行全民接种的话则过于浪费了，也没有必要，因此巴斯德考虑能不能将狂犬病疫苗改进成为一种治疗性疫苗，能够赶在狂犬病的病原到达人的大脑之前刺激人体产生对狂犬病病毒的免疫力，这样就可以在被疯狗咬伤后再注射疫苗。

在以往的研究中，巴斯德知道细菌在不同动物身上传代，其毒力会增强或者减弱，通过在兔子身上传代，他得到了一株能够比自然界存在的狂犬病病毒更快地刺激出免疫反应，但其毒力又不至于引起狂犬病的毒株。用这株病毒制备的疫苗需进行 14 天连续接种，从最老和最弱的毒株开始，直到最新和最强的毒株。这样就以快于狂犬病病毒在人体内从伤口到达脑部的速度，逐渐刺激起人体的免疫系统，产生对狂犬病病毒的抗体，把狂犬病病毒清理掉。

尽管还是无法分离出狂犬病病毒，但可以将狂犬病的样品在动物身上传代，通过这种间接的办法进行病毒培养。

为了生产和测试狂犬病疫苗，巴斯德实验室养了大批动物，包括兔子、狗、豚鼠、猴子等。当时，在英国、法国和美国，反活体解剖运动非常活跃，包括反对动物实验，巴斯德和其他科学家受到了不少指责，但他们并没有因此而改变研究方法。

巴斯德有狂犬病疫苗的消息被越来越多的人所了解，不断有人前来请求他为自己接种，巴斯德一概拒绝，因为他认为狂犬病疫苗还不成熟。如果疫苗毒性太强的话，被接种的人有可能死去，而被得狂犬病的动物咬了后，并不一定会得狂犬病。巴斯德的疫苗要求人在被咬了后尽快接种，在并不知道是否会得狂犬病的情况下，疫苗的安全性必须得到充分保证，才不会使原本没被感染的人得病。

但是，被疯狗咬了的人很多，很快就有人接种了狂犬病疫苗。

第一个接种狂犬病疫苗的是 11 岁的小姑娘朱莉－安托瓦内特·普贡，她一个月以前被疯狗咬伤，已经出现了狂犬病症状。当她父母找上门来时，巴斯德认为她已经出现狂犬病症状了，不治疗的话肯定会死，因此没什么可顾忌的，便同意给她接种。在接种期间，朱莉－安托瓦内特死了，无法知道是死于狂犬病还是死于疫苗。朱莉－安托瓦内特的死讯被严格地封锁起来，外界对此一无所知。

1885 年 7 月，一位母亲带着 9 岁的儿子风尘仆仆地来到巴斯德面前，请求他为自己的孩子接种狂犬病疫苗。孩子叫约瑟夫·梅斯特，来自阿尔萨斯山村，两天前被一条疯狗扑倒在地，等村里的人把狗打死后，他的四肢多处被狗咬伤。镇里的医生用苯酚对伤口进行了消毒，但大家都知道一旦出现狂犬病症状的话，孩子就没救了。孩子的母亲在绝望之中坐火车赶到巴黎，恳求巴斯德救救自己的儿子。

此时，距朱莉－安托瓦内特之死还不到一个月，巴斯德一开始并不愿意给梅斯特接种，生怕再次出现意外，但是发现孩子被咬伤仅仅两天后，他终于决定给约瑟夫接种。为了保险起见，巴斯德没有给他接种毒性最强的疫苗，梅斯特接种疫苗后情况良好，没有出现任何狂犬病症状。巴斯德终于从朱莉－安托瓦内特事件中解脱出来。这个消息很快从实验室传遍了法国，请求接种狂犬病疫苗的信件像雪片一样飞来，巴斯德还是一概拒绝，因为他对狂犬病疫苗还是信心不足。

3个月后，15岁的让－巴蒂斯特·瑞皮耶被一条疯狗咬在胳膊上，他勇敢地把狗按住，使得附近的其他几名儿童得以跑开。在和疯狗的搏斗中，他被严重咬伤，医生们对狗的尸体进行解剖，证明它患有狂犬病，等瑞皮耶来到巴黎时，已经过去6天了。虽然担心已经太晚了，但受到梅斯特接种结果的鼓舞，巴斯德为让－巴蒂斯特进行了接种。

一个礼拜后，在让　巴蒂斯特的接种还没有结束时，巴斯德在法国科学院做报告，宣布他发明了治疗狂犬病的办法。让－巴蒂斯特的接种如巴斯德所料的那样，非常成功。

05 两位英雄

对于巴斯德的狂犬病疫苗研究成果，后人一直持不同意见，这主要是从伦理上谈。很明显，在给梅斯特接种时，巴斯德并没有完成疫苗的实验室实验，而且朱莉－安托瓦内特之死一直没有公开，如果梅斯特的家人知道这件事的话，很可能就不会让巴斯德给梅斯特接种了。

但是，在巴斯德的年代甚至其后几十年，伦理并不是微生物学家要考虑的主要问题。琴纳给第一个接种对象詹姆斯·菲普斯接种牛痘苗的情况要比梅斯特事件更有违伦理，但是从琴纳和巴斯德的角度看，他们是为了救人，而且也没有其他替代的办法，琴纳同时也给自己的孩子接种。后来的很多微生物学家都是这样做的，有人因此在自己和家人身上造成悲剧，这是微生物学发展所必须付出的代价。如果等到有了更为安全的方法再试验的话，还会有上亿人死于病毒性疾病。

巴斯德建立了一个狂犬病中心，为各地提供狂犬病疫苗，被疯狗咬伤的人们来到巴黎接受治疗。甚至有四个被疯狗咬了的新泽西的孩子坐船跨过大西洋来到巴黎接种疫苗，然后健康地返回美国，成为轰动全美的大新闻。

尽管巴斯德团队在狂犬病疫苗的生产上非常小心，还是出现了一小部分意外，有些人对狂犬病疫苗过敏，还有一些人接受治疗的时候已经太晚了，并没有起作用，因此对狂犬病疫苗的批评一直不断。在此期间，巴斯德的健康状况进一步恶化，1886年冬天，他来到意大利疗养。

一天报纸上登出一篇报道，一个孩子接种狂犬病疫苗后死了，他的父亲指控巴斯德杀死了他的儿子。此时巴斯德远在意大利，在巴斯德实验室受到威胁的时刻，一直没进实验室的鲁克斯站了出来，告诉大家，尸体解剖的结果证明孩子死于肾病，和疫苗无关。这个指控被撤销了，后来有些证据表明这份尸体解剖结果是伪造的，但是否有意隐瞒孩子的死因则不得而知。

法国有关部门对巴斯德的狂犬病疫苗进行了检测，英国方面则组成了由李斯特和詹姆斯·佩吉特等人组成的委员会，经过14个月的评估，证实了疫苗的有效性，巴斯德的狂犬病疫苗终于获得认可。

法国的疫苗和德国的抗血清疗法的出现使得微生物学达到了黄金时代辉煌的顶峰，其后几十年这两种方式一直是对抗传染病的主要手段。尤其是疫苗，直到今天，还是预防传染病尤其是病毒性传染病的唯一手段。

狂犬病疫苗成功了，巴斯德那间小实验室根本无法应付世界各地对狂犬病疫苗的需求。于是他向法国科学院提出建立狂犬病疫苗中心的建议，这样法国和全世界的科学家可以在这里接受训练、进行研究。为了保证这个中心的独立性，他拒绝接受巴黎市政府或者法国政府的资助。

这个计划获得空前的支持，捐款从世界各地涌来，俄国沙皇捐款10万法郎，巴西皇帝和奥斯曼苏丹也都捐出巨款，巴斯德本人捐款10万法郎，约瑟夫·梅斯特的家乡、在普法战争中法国丢掉的阿尔萨斯－洛林地区以梅斯特的名义捐款48365法郎。1888年，巴斯德研究所正式建成，巴斯德夫妇住进了研究所内的公寓中。就在同一年，巴斯德做了最后一次科研报告，宣布由于健康的原因，他无法自己亲自做实验了。他在一生中，一共写了 102 本实验记录，加起来有 1 万多页。

巴斯德退休后，花了很多时间走访狂犬病患者，如果健康状况容许的话，就参加和科学研究有关的活动。他对医学研究的新动向也非常关注，经常和巴斯德研究所的科学家们探讨他们的研究课题。

1894 年 11 月，巴斯德的肾开始衰竭，很快便卧床不起。在生命的最后时光中，家人经常为他读拿破仑最后一战的故事。1895 年 9 月 28 日，巴斯德去世，葬于巴斯德研究所。

没有了巴斯德这个对手，科赫对科学的激情和得到的机遇大不如前，虽然还是取得了一些成就，但再也没有取得出色的成果。1904 年他辞去传染病研究所所长的职务，在世界各地旅行，进行疾病研究，1905 年因为在结核研究领域的成果获得诺贝尔奖，1910 年去世，终年 67 岁。为了纪念他，传染病研究所改名为罗伯特·科赫研究所。

约瑟夫·梅斯特长大后为了报答巴斯德的救命之恩，来到巴斯德研究所当看门人，闲着的时候就去打扫巴斯德的陵墓。二战时，德军来到巴斯德研究所，要进巴斯德的墓室，梅斯特拦在门口，不许他们进去，被德军士兵推到一边。梅斯特回到自己的房间，拿起一战时从军用的手枪，自尽身亡。

在法国人眼中，巴斯德是英雄，梅斯特也是英雄。

06 小儿麻痹[1]

巴斯德弥留之际，现代病毒学终于出现了曙光。

1884 年，和巴斯德一道研究鸡霍乱疫苗的法国科学家查尔斯·尚柏朗发明了烛形过滤器，其滤孔孔径小于细菌的大小，利用这种过滤器可以将液体中存在的细菌除去，这样就能够研究比细菌更微小的微生物。

1892 年，俄国科学家伊凡诺夫斯基用这种过滤器研究烟草花叶病，发现过滤后的提取液仍然能感染其他烟草，他认为这是细菌分泌的毒素，但没有深入研究下去。1899 年，荷兰微生物学家马丁乌斯·贝杰林克重复了伊凡诺夫斯基的实验，相信这是一种新的致病微生物。他观察到这种病原只在分裂细胞中复制，他称之为可溶的活菌，进一步将其命名为病毒（Virus）。贝杰林克认为病毒是以液态形式存在的，这一看法后来被美国生化学家和病毒学家温德尔·梅雷迪思·斯坦利推翻，斯坦利证明了病毒是颗粒状的。同样在 1899 年，德国细菌学家弗里德里希·勒夫勒和保罗·费罗施用这种过滤器发现了口蹄疫病毒。

病毒的特性是有感染性、可滤过性和需要活的宿主，也就意味着病

①即脊髓灰质炎。

毒只能在动物或植物体内生长。1907 年，美国动物学家罗斯·哈里斯发明了淋巴细胞组织培养法，为在体外培养和繁殖病毒奠定了基础。1913 年，施泰因哈特·以色列和兰伯特利用这一方法在豚鼠角膜组织中成功培养了牛痘苗病毒，突破了病毒需要在体内生长的限制。1911 年，劳斯发现了引起鸡恶性肿瘤的劳斯肉瘤病毒。1915—1917 年，托特和德爱莱尔分别发现了噬菌体。

现代病毒学终于诞生了。

1909 年，卡尔·兰茨泰纳和欧文·波普分离出脊髓灰质炎病毒，兰茨泰纳因此获得 1930 年诺贝尔生理学或医学奖。

脊髓灰质炎病毒是一种很古老的病毒，在古埃及第十八王朝的塑像上，就出现了小儿麻痹患者的形象。古埃及第十九王朝的法老西普泰的木乃伊左脚残疾，正是小儿麻痹的典型特征；罗马帝国的皇帝克劳狄乌斯就因为幼年时感染了脊髓灰质炎病毒而终身残疾。

对于绝大多数人来说，脊髓灰质炎病毒的感染是没有症状的，只有比较少的情况会影响到神经系统，导致患者终身残疾或者瘫痪。在婴儿中，致病比例为千分之一，随着年龄增大而逐渐升高，到了成人就为 1/75。美国总统富兰克林·罗斯福就是因为成年后才感染了脊髓灰质炎病毒而导致了瘫痪。

小儿麻痹又是一种近代病，和天花病毒相比，脊髓灰质炎病毒对于人口的基数和密度要求更高，因此直到 19 世纪中叶才出现小规模流行，到 19 世纪末才开始在欧美各地大规模流行，在此之前的几千年内只有一些零散的病例。

第一次多起脊髓灰质炎病毒感染的病例于 1841 年出现在美国的路易斯安那州，然后间隔了 50 多年，于 1893 年在波士顿出现，那是一次有 26 个病例的小流行。第一次被确定的流行于 1894 年出现在佛蒙特州，一共 132 例，死亡 18 例。到 1907 年，纽约总共出现 2500 多例脊髓灰质炎。

1916 年，脊髓灰质炎从纽约布鲁克林开始流行起来，很快传到其他地方，这一年全美一共有 27000 例病人，超过 6000 人死亡，仅纽约一地就有 2000 人死亡，造成巨大的恐慌。从此，每年夏天在美国某个地方总会流行脊髓灰质炎，到 20 世纪 40 年代和 50 年代达到流行的高峰，而且由于卫生条件改善，更多的人直到成年才感染脊髓灰质炎病毒，导致的残疾更多了。1952 年美国脊髓灰质炎流行达到最高峰，57628 例病人，3145 例死亡，21269 例残疾，比例高得惊人。

脊髓灰质炎骤然出现后，医学界对此束手无策，一开始用氧气及各种草药治疗，无效后出现维生素 C 疗法，也没有值得肯定的效果。对于导致瘫痪的延髓灰质炎，则用被称为铁肺的人工呼吸器维持病人的生命，使得这类病人的死亡率从 90% 下降到 20%。

1950 年，美国进行了脊髓灰质炎抗血清的试验，证明能够提供 80% 的预防效果，但这种效果只能延续 5 周，而且耗费巨大，无法进行普遍接种，于是只得把注意力集中在疫苗的研制上。

1936 年，纽约大学的莫里斯·布罗迪制备出用甲醛灭活的猴子脊髓培养出的脊髓灰质炎疫苗，给他本人及几位助手和三个孩子接种后，大多数人出现了过敏反应，没有一个人产生免疫力。费城的病理学家约翰·科勒默在同一年也制备出了脊髓灰质炎疫苗，不仅没有效果，反而导致瘫痪性延髓灰质炎，其中 9 人死亡。

常规的灭活方法被证明无法减弱脊髓灰质炎病毒的毒力，必须寻找新的疫苗制备方法。

07　最佳武器

　　1948 年，波士顿儿童医院的约翰·恩德斯团队成功地在细胞中培养出流行性腮腺炎病毒，准备把这个技术用在培养水痘病毒上。

　　1948 年 3 月 30 日早上 8 点 30 分，恩德斯团队的托马斯·韦勒来到妇产科，那里有一名怀孕 12 周的孕妇因为感染风疹病毒，怕胎儿有先天畸形而刚刚进行了流产手术。韦勒从妇科医生邓肯·瑞德的办公室里拿到胚胎，回到实验室制备出肺胚细胞。在试管中接种完水痘病毒后，韦勒发现还剩下几管细胞，反正也要扔了，他就把感染了脊髓灰质炎病毒的鼠脑样品放了一些进去，结果水痘病毒没有培养成功，脊髓灰质炎病毒反而培养成功了。

　　在此之前，脊髓灰质炎病毒只能在脑细胞和脊髓细胞中培养，用这种方法培养出来的疫苗会有严重的自身免疫副作用。用其他细胞体外培养脊髓灰质炎病毒的成功，为脊髓灰质炎疫苗和其他疫苗的研究奠定了基础。恩德斯、韦勒和费雷德里克·罗宾斯因此获得 1954 年诺贝尔生理学或医学奖。

　　这项成果加上脊髓灰质炎的血清学亚型的确定等研究进展，加快了疫苗研制的步伐。与此同时，继 1952 年全美脊髓灰质炎病例达到高峰后，1953 年全美出现 35000 例病人，超过了以往平均每年 20000 例的水平。面对脊髓灰质炎流行越来越严重的情况，美国加大了在疫苗上的投入，制药业也加大了投入，包括在纽约的莱德利实验室。1950年，在这家公司工作的波兰裔病毒学家和免疫学家希拉里·柯普洛夫斯基宣布研制成功第一个脊髓灰质炎病毒疫苗。这是一种口服减毒活疫苗，在小鼠脑细胞中传代，到了第七代后就不会感染神经系统和造成瘫痪，再传一到三代后对人就安全了。但这个疫苗还处于研制阶段，直到五年后才上市。

1952年，匹兹堡大学的约纳斯·沙克研制成功灭活疫苗。这种疫苗来自三株野生脊髓灰质炎病毒，各代表一个亚型，在非洲绿猴肾细胞中培养，然后用甲醛灭活，又被称为沙克疫苗。接种这种疫苗后，人体会产生免疫球蛋白G抗体，可以防止感染后的病毒血症，保护运动神经元，借以防止延髓灰质炎和后脊髓灰质炎症候群。

和其他疫苗一样，按规定，沙克疫苗也必须进行多年的临床试验，沙克借用广播宣布试验结果，对这种疫苗进行大力宣传。1954年，全美进行了有史以来最大的一次临床试验，一共44万名儿童接种了沙克疫苗，21万名儿童接种了无害也无效的对照物，另外120万名儿童作为对照组。1955年4月宣布结果，沙克疫苗对Ⅰ型脊髓灰质炎病毒有70％的预防效果，对Ⅱ型和Ⅲ型脊髓灰质炎病毒有90％的预防效果，对延髓灰质炎有94％的预防效果。同年沙克疫苗获得专利，开始在全美接种。美国脊髓灰质炎病例从1953年的35000例下降到1957年的5600例，到1961年全美只出现了161例脊髓灰质炎病例，成功地控制了脊髓灰质炎的流行，这也成为美国历史上最有成效的病毒免疫项目。

1957年，辛辛那提大学的阿尔伯特·沙宾也研制出了口服减毒活疫苗。1958年，美国国立卫生研究院将沙宾的疫苗和柯普洛夫斯基的疫苗进行对比，认定沙宾的疫苗更有效，在全球进行推广。沙宾疫苗是一种变异性的脊髓灰质炎病毒，不仅比沙克疫苗的免疫时间长，而且适合大规模的人群接种，采用口服的办法，避免了使用注射器进行手臂接种造成的疾病传染，因此逐渐取代了沙克疫苗，在全球范围内使用。

由于是活病毒，在极少的情况下会发生毒性变异，这种情况主要发生在口服疫苗覆盖率低的地区，近年来曾经出现过小范围的流行。

另外，1955 年到 1963 年之间的沙克疫苗所用的猴肾细胞被 SV40 病毒感染，造成全美几千万人接种了含 SV40 病毒的疫苗，这种情况出现在包括中国在内的很多国家，但迄今为止并没有证据表明这样会增加肿瘤的发生率。

同样，如此大规模的人群接种也曾导致悲剧。生产沙克疫苗的五家公司中的一家——加州伯克利的卡塔实验室的疫苗并没有彻底灭活，存在活的脊髓灰质炎病毒，这批疫苗给超过 10 万名儿童接种后，出现第一起人为的脊髓灰质炎流行，导致 20 万人感染，超过 7 万名儿童得了温和型小儿麻痹，200 多人残疾，10 人死亡，是美国历史上最严重的生物学灾难。

脊髓灰质炎曾经是 20 世纪最恐怖的疾病，脊髓灰质炎疫苗是利用现代病毒学战胜传染病的一个非常出色的例子。它的成功让人们有了信心，将疫苗视为对抗烈性传染病的最佳武器。

08　儿童的贡献

1963 年 3 月 23 日凌晨 1 点，5 岁的小姑娘杰瑞尔·林恩·希勒曼因为喉咙很不舒服而醒来，来到父亲的卧室，把父亲叫醒。4 个月前，她的母亲因为乳腺癌去世。她的父亲醒来后，检查了一下女儿的脸颊，告诉女儿，这是腮腺炎，然后起床，敲开保姆的门，告诉她自己要出去一会儿。回到卧室后，父亲抱起女儿，把她放回她的床上，告诉女儿，自己一个小时后回来。等他回来后，女儿已经睡着了，他轻轻地把女儿唤醒，用一根棉签在女儿的喉咙里取样，放到一个塑料管中，安慰了女儿几句后，便又驾车离去。

父亲名叫莫里斯·希勒曼，是默克公司病毒和细胞生物学研究部门的主管，他打算用从女儿喉咙里采集到的病毒制备出腮腺炎疫苗。

在美国，每年有上百万儿童被腮腺炎病毒感染，绝大部分的症状是一时性的，但有极少数病人因为病毒影响到脑部而出现脑膜炎、癫痫、瘫痪或者耳聋。如果等到成人后再被感染的话，会导致男子不孕和糖尿病，还会导致怀孕妇女的胎儿死亡。对于杰瑞尔·林恩来说，采取预防措施已经太晚了，但她父亲希望用她喉咙里的病毒做成疫苗，让其他的人不再得腮腺炎。

希勒曼从学校毕业后进入制药业，成为流感疫苗生产的专家，于

1948 年进入沃尔特·里德研究所从事流感监测工作。当时负责全球流感监测的只有沃尔特·里德研究所和世界卫生组织两家机构。

1957 年 4 月 17 日，希勒曼百无聊赖地在办公室读报，读到《纽约时报》上一篇关于香港发生流感的报道。据有关部门估计，香港有 10% 的居民，也就是 25 万人得了流感。希勒曼一下子跳了起来：这是大流行。

第二天，他发电报给在日本的美国陆军第 406 医学综合实验室，让他们了解香港的情况。那边很快发现一位海军军人从香港回来后病倒了，从这位军人口中采样后将其送回美国，样本于 5 月 17 日到了希勒曼手中。希勒曼对样品进行了鸡胚培养，然后对数百份美国人的血清进行检验，发现没有一份对这种流感病毒有免疫能力。希勒曼把这株病毒送到 WHO 和其他实验室，让他们进行血清检测，结果发现只有极少数人有抗体，这些人都已年过七旬，经历过 1889 年到 1890 年流感大流行，那时候还没有病毒学，因此无法知道导致流行的是什么样的病毒。希勒曼意识到那种病毒卷土重来了。5 月 22 日，他送出一份简报，认定又一次流感大流行开始了，但是没有人相信他的预测。他把毒株送给四家药厂，并为它们建立了疫苗快速上市通道。

当年 9 月，这种亚洲流感进入美国，很快在各地流行起来。这时疫苗已经上市，共分发了 4000 万份。亚洲流感传播很快，短短几个月就已经让 2000 万人得病，其中半数是儿童和青少年，一共有 7 万美国人死亡，全球范围的死亡人数为 400 万。医学总监伦纳德·伯尼认为疫苗使得千百万人免于亚洲流感的伤害，希勒曼因此获得美军卓越服务勋章。在此之后，他离开沃尔特·里德研究所，就职于默克药厂。

从女儿喉咙里采到样品后，希勒曼用以前做流感疫苗的方法，进行鸡胚培养，然后在鸡细胞中培养，使病毒的毒力逐渐减弱。当他觉得毒力已经足够弱的时候，便去找自己的朋友、费城的两位儿科医生罗伯特·韦伯和约瑟夫·史多克斯，他们决定在智障儿童身上检验这种疫苗。

当年，用智障儿童做医学试验是很常见的事，小儿麻痹疫苗就是这样检测的，波士顿儿童医院也在智障儿童身上试验麻疹疫苗，约纳斯·沙克把疫苗给智障儿童用的时候，政府、公众和媒体都没有提出反对意见。希拉里·柯普洛夫斯基甚至曾把口服小儿麻痹疫苗放在巧克力奶里面给智障儿童喝。

当年试验天花疫苗的时候，除了用犯人做试验对象外，孤儿是最常用的试验对象。在人类征服传染病的战争中，孤儿用自己的身体做出了不可磨灭的贡献。进入20世纪后，犯人和孤儿的人权得到保障，智障儿童成为最主要的试验对象。

关于这一点，科学家们受到后世人们的攻击，因为他们这样做在今天看来是很不道德的。但是那些自以为站在道德高处的人们并没有考虑到另外一个事实，就是科学家们的献身精神。就拿黄热病研究为例，科学家们前赴后继，明知有生命危险也毫不退缩。在疫苗研究上也是一样的，他们在用犯人和儿童做试验的同时，也用他们自己做试验，甚至也用他们的家人包括子女做试验。

琴纳在研究牛痘苗时曾多次为他的儿子接种。1934年，在因接种自己的小儿麻痹疫苗出现瘫痪病例后，约翰·科勒默为15岁和11岁的儿子做了接种。1953年，沙克为自己、妻子和三个孩子接种了还处于实验阶段的小儿麻痹疫苗。希勒曼于1963年年底再婚，生下来另外一个女儿克莉丝汀，她于1966年成为第一批腮腺炎病毒的试验对象。

　　他们这样做不完全因为献身精神，还有对科学的信心，他们希望自己的家人第一时间享受最先进的科学成果，这是出于对伟大科学的绝对崇拜。

　　科学家们之所以用智障儿童作为试验品，是因为多数智障儿童的居住条件和卫生条件非常不好，很容易死于传染病，对于科学家们来说，这批儿童比正常儿童能更为有效地检验疫苗的效果。希勒曼认为，这样做对智障儿童更为有益，可以使得他们获得对腮腺炎病毒的免疫力。

　　1967年，杰瑞尔·林恩走进她父亲卧室的4年之后，杰瑞尔·林恩株腮腺炎病毒疫苗获得了许可。

　　迄今为止已经有超过1.5亿份腮腺炎病毒疫苗被生产出来，每年有100多万美国儿童因此不再被腮腺炎病毒感染。

09 麻疹

在研制腮腺炎病毒疫苗的同时，希勒曼也在研制麻疹疫苗。

麻疹病毒是一种相对而言新出现的病毒，最早出现在7世纪，在11世纪到12世纪之间从牛瘟病毒进化成功，现代流行的毒株是20世纪初从牛瘟病毒再度进化出来的。麻疹和天花一样，是一种反复在人群中出现的流行性传染病，大多数人具备了免疫能力，因此对儿童十分危险，在WHO列出的可以用疫苗控制的导致儿童死亡的传染病名单上列为第一位。在发达国家，麻疹的死亡率为千分之一，而在非洲撒哈拉南部地区则达到10%，严重病例的死亡率达到20%～30%，每天有大约500名儿童死于麻疹。

对于美洲的印第安人来说，麻疹是仅次于天花的杀手。1529年，好不容易从天花流行中劫后余生的古巴原住民中流行麻疹，杀死了三分之二的原住民。两年后，麻疹杀死了洪都拉斯一半的原住民。如果没有麻疹，仅仅靠天花是不可能使得美洲原住民减少90%的。19世纪50年代，麻疹杀死了五分之一的夏威夷人。1875年，麻疹杀死了三分之一的斐济人。安达曼岛的原住民因为麻疹而灭绝。

在过去的150年间，麻疹在全球一共杀死了2亿人。

除了有可能死亡外，麻疹还会带来严重的后遗症，如耳聋、失明、癫痫、永久性脑损伤。在希勒曼的年代，每年全球死于麻疹的儿童超过800万人，麻疹成为医学要解决的重大问题之一。

1954年，刚刚因为脊髓灰质炎病毒的研究而获得诺贝尔生理学或医学奖的波士顿儿童医院的约翰·恩德斯团队开始把注意力转移到麻疹病毒上来。在恩德斯的实验室里，有来自新罕布什尔的传染病和儿科专家山姆·卡兹、来自南斯拉夫的米兰·米林科维奇和刚刚在麻省综合医院做完住院医生的托马斯·皮布尔斯。此时，麻疹病毒还没有被分离成功，恩德斯把这个任务交给了皮布尔斯。

1954年1月，皮布尔斯从西奥多·英戈尔斯医生那里得知波士顿西郊的一所寄宿学校暴发麻疹，他马上驱车到了那里，说服了校长哈里森·林克，从得病的学生那里采集了样本。之后几周，他分离病毒的尝试一直没有成功。

2月8日，那所学校的一名叫戴维·埃德蒙顿的13岁学生患消化道麻疹，出现呕吐、发烧、浑身出疹症状，等到高烧的时候，疹子中含有大量的病毒。当时，为了治疗感染和出生缺陷，医生会切除病人的一个肾，这个肾是完全健康的。恩德斯让皮布尔斯到医院把这些切除的肾脏拿回来，用这样的肾细胞去培养病毒。皮布尔斯将肾细胞处理后，加入埃德蒙顿的血液，成功地培养出了麻疹病毒。

皮布尔斯、卡兹和米林科维奇将麻疹病毒在人肾细胞中培养了24代后，又在人胚胎细胞中传了28代，随后在鸡蛋和鸡胚中传了12代，希望能够得到一株减毒活疫苗。他们选择了附近的弗纳尔德学校进行临床试验，这是一所安置智障或残疾儿童的学校，几年前在国立卫生研究院的资助下，原子能委员会、贵格燕麦公司和麻省理工学院在这里进行了一次临床试验，在早餐中加入低剂量的放射性钴，借以观察燕麦中所含的矿物质是否能够比其他早餐更好地散布到全身。皮布尔斯等人选择这所学校是因为这里每年都会暴发麻疹。1958 年 10 月 15日，卡兹给 11 名智障或残疾儿童接种了疫苗，他们都产生了抗体，但其中 8 名发烧，9 名出现中度疹子，说明疫苗毒力还是不够弱。

恩德斯团队并没有继续进行减毒，而是来到纽约著名的威洛布鲁克州立学校，这是全美最大的智障儿童安置学校，住在这里的都是症状很严重的患者，总数有 5000 名。1960 年 2 月 8 日，卡兹给 23 名儿童接种了疫苗，另外 23 名作为对照组。6 周后这里暴发麻疹，感染了几百名儿童，导致 4 名儿童死亡。接种疫苗的儿童无一得麻疹，但各种副作用依旧很大。

之后，多家制药公司从恩德斯实验室获得了这株麻疹病毒，其中包括默克公司的希勒曼。

希勒曼和恩德斯团队不一样，他更为注重疫苗的安全性。恩德斯的麻疹病毒对于恩德斯团队来说可以称为一种疫苗，但对于希勒曼来说，还只能叫作一株病毒，在成为疫苗之前，有两个重要的缺陷必须加以改正。

其一是严重的副作用。在临床试验中，起码有半数的接种者出疹子，大多数接种者发烧，有些是高烧，甚至出现癫痫，这种副作用对于希勒曼来说是不能接受的。为了解决这个问题，他找到了这方面的专家约瑟夫·史多克斯。史多克斯是伽马球蛋白方面的专家，他在 20世纪 30 年代用从脊髓灰质炎患者身上提取的伽马球蛋白成功地预防了脊髓灰质炎病毒感染，二战中用肝炎患者的伽马球蛋白帮助美军士兵预防了肝炎病毒的感染，因此获得美国平民能够获得的最高荣誉——总统自由勋章。史多克斯的建议是在恩德斯的疫苗中加入少量的伽马球蛋白。

　　这一次，希勒曼和史多克斯没有用智障儿童做试验，而是去了宾州亨廷顿县的女子监狱克林顿农场。这是美国监狱改革运动的模范监狱，为犯人提供教育、技术培训和医疗保健。监狱长埃德娜·马汉把牢房的锁去掉，下令看守不要带枪，犯人可以在任何时间去操场，甚至可以离开监狱，结果很多犯人怀孕，监狱里多出很多孩子来，希勒曼和史多克斯的试验对象是这些婴儿。

　　希勒曼和史多克斯来到监狱了解情况，中午在监狱的食堂吃饭，坐下后一位侍者过来问他们想吃什么，希勒曼知道侍者是犯人，想表现得亲和一点儿，就问："你是怎么进来的？"侍者回答："我把我父母杀了。"看到希勒曼惊诧的表情，她又说："别害怕，你在这里很安全。"希勒曼从此在这里再也没有安全感。

　　不过试验结果很理想，加了伽马球蛋白后，没有一名婴儿出现高烧，只有一名出现中度的疹子。之后几年的试验中，出疹率从50%下降到1%，发烧率从85%下降到5%。

　　埃德娜·马汉于1968年去世，葬在监狱的操场上，她的墓地周围有40个小十字架，代表在监狱中使用希勒曼疫苗之前死于麻疹的孩子们。

10 不能冒的风险

伽马球蛋白解决了麻疹疫苗的一个缺陷，还有另外一个缺陷：这种疫苗有可能致癌。麻疹病毒本身不会致癌，但希勒曼有一个深深的忧虑，这个忧虑来自鸡。

1909 年，一名农民走进纽约的洛克菲勒研究所，鼓足勇气问佩顿·劳斯的实验室在哪里。见到劳斯后，农民拿出一只死鸡，希望劳斯能够解答鸡是怎么死的。劳斯是一位病理学家，毕业于约翰·霍普金斯大学。他解剖了这只鸡，发现鸡的很多部位有肿瘤存在，农民告诉他，只有这只鸡是这样的。

劳斯把鸡的肿瘤细胞磨碎后过滤以除掉细菌，过滤后的液体还能够使得其他鸡出现肿瘤，他认为是某种病毒导致了肿瘤。1911 年，劳斯发表了文章，成为第一个描述肿瘤病毒的人。但因为这种病毒只在鸡身上导致肿瘤，其他研究人员在小鼠和大鼠身上并不能重复他的结果，劳斯于 1915 年也放弃了。他的这项成果被科学家忽视了 40 年之久，直到 20 世纪 50 年代卢兹维克·格罗斯发现病毒会导致小鼠得白血病，劳斯的成果才被重新重视起来。10 年后，威廉·贾勒特发现另外一种病毒能够在猫身上导致白血病，而且很容易传染。1966 年，86 岁的劳斯因为发现肿瘤病毒而获得诺贝尔生理学或医学奖。

这类病毒属于逆转录病毒，和艾滋病病毒是一类的。恩德斯并不知道麻疹病毒在传代过程中，由于用了鸡胚而感染了鸡白血病病毒，在交给希勒曼的病毒培养液中，除了麻疹病毒外，还有鸡白血病病毒。

在当时，美国饲养的鸡中有20%感染了鸡白血病病毒。这种病毒不仅引起鸡白血病和淋巴癌，而且能够使鸡患肝癌、肾癌等等，其中80%的受感染鸡得了白血病，造成美国农业每年损失2亿美元。当时，科学家不清楚这种病毒能否在人体内致癌，但是在体外培养时这种病毒会导致人类细胞癌变。希勒曼认为在这一点上一定要谨慎，为此他承受了巨大的压力，因为包括联邦政府颁发疫苗许可部门的主管也要求他尽快将麻疹疫苗上市。希勒曼知道政府的考虑是每年上千名儿童死于麻疹，希望这个疫苗能够扭转这个局面，但他不敢想象给孩子都接种白血病病毒的后果。

但是当时没有办法检测鸡白血病病毒，被感染的鸡蛋和鸡胚也没有任何异常，直到1961年加州大学伯克利分校的病毒学家亨利·罗宾发明了在实验室检查鸡白血病病毒的方法，才使得希勒曼有可能用没有鸡白血病病毒的鸡蛋和鸡胚来生产疫苗。

希勒曼希望自己能够饲养出无白血病病毒的鸡来，但默克是一家药厂，不是农场，为此他找到自己的朋友、1946年诺贝尔化学奖获得者温德尔·斯坦利。斯坦利介绍了加州费利蒙的一家小农场——金伯农场，那里培育出了无白血病病毒的鸡群。听说有人居然已经成功了，希勒曼不敢相信这是真的，但还是马上坐飞机到旧金山，然后驾车开了40英里到了费利蒙。

金伯农场经营得很不错，主人约翰·金伯采取科学养殖的办法，只用一代就培育出无白血病病毒的鸡。希勒曼到了以后，要求买几只鸡，遭到鸡场首席科学家休斯的拒绝；希勒曼又找到他的老板拉默柔，还是得到同样的回答。希勒曼企图用麻疹疫苗的重要性打动对方，但拉默柔根本不为所动。希勒曼只好离去，临走的时候决定再碰一回运气，因为他听出拉默柔的口音有点耳熟，一问之下，发现两人是蒙大拿同乡，于是便握手成交。希勒曼在默克有了自己的无白血病病毒鸡群，从 1963 年到 1968 年，他生产出数百万份麻疹疫苗。

与此同时，另外两家公司也制成了麻疹疫苗。其一是用狗肾细胞培养出来的，上市三周后就消失了，因为这种疫苗的毒性比麻疹还厉害。另外一种是用福尔马林灭活的麻疹病毒制作的，给上百万儿童接种后，科学家发现其引起的免疫力不能持久，四年后被从市场上撤下。

虽然自己的疫苗成为唯一安全有效的疫苗，希勒曼还是进行了进一步的改进，将病毒在鸡胚中再传了 40 代，产生的新毒株就不用伽马球蛋白了。这种新疫苗于 1968 年研制成功，迄今为止是美国所使用的唯一的疫苗，大大地降低了麻疹的感染率，美国每年感染麻疹的人数从 400 万人下降到 50 人。全球每年因麻疹而死的人数从 800 万下降到 50 万，也就是说起码每年救了 750 万条生命。

默克公司依然饲养着来自金伯农场的无白血病病毒鸡群，用于麻疹疫苗等疫苗的生产。

1972 年，关于鸡白血病病毒的问题终于有了结论，研究人员对 3000 名死于癌症的二战退伍军人进行了研究，看看是不是和接种了被鸡白血病病毒感染的黄热病疫苗有关，结论是否定的。鸡白血病病毒不会在人身上致癌。

得知这个消息后，希勒曼是这样回答的："我不能冒这个风险。"

希勒曼出生在西班牙大流感猖獗的 1919 年，他父母是德国移民。一战加上大流感，让美国反德情绪非常严重，他父母在他的出生证上把姓里面的两个N去掉了一个，免得他受到波及，这样他的姓就从Hil-lemann 变成 Hilleman。

希勒曼生长在农场里，因此对鸡情有独钟，他的流感疫苗、腮腺炎疫苗和麻疹疫苗都是用鸡胚培养出来的。在他的记忆里，家里的鸡经常不知为什么就生病了，切开后发现鸡患有肿瘤，这样的鸡是不能吃的。这种病后来被称为马立克病，到 20 世纪 60 年代初期被证明是由疱疹病毒引起的。患马立克病后，鸡会瘫痪而死，因为没有治疗的办法，农民只好把患病的鸡杀死。这种病传染性很强，病毒能在体外的空气中生存很长时间。

密歇根州的兽医学家本·伯米斯特分离到一株疱疹病毒，能够导致火鸡和鹌鹑生病，把这株病毒给鸡接种后，鸡就不会得马立克病。到此伯米斯特不知道该怎么往下做了，只好联系希勒曼。

希勒曼拿到这株病毒，在实验室中培养后给一天大的雏鸡接种，证明能够预防马立克病。但是默克公司从来没有生产过动物疫苗，他的老板对此坚决反对，最后希勒曼获得公司董事会的批准，生产出这种疫苗，这是世界上第一个肿瘤疫苗。

希勒曼并没有满足于马立克病疫苗，他希望能够解决鸡得马立克病的问题。当时在美国的养鸡业，鸡分两类，一类是产蛋多的，供应鸡蛋；另一类是长肉快的，供应鸡肉。只有新罕布什尔的哈伯特农场的鸡既产蛋多又长肉快，但是这种鸡对于马立克病更为敏感。1974年，在希勒曼的建议下，默克公司以7000万的价格买下了哈伯特农场，在这里，雏鸡接种了马立克病疫苗，免去了马立克病的感染。此举使得默克公司在很长一段时间内成为美国鸡肉和鸡蛋最大的供应商，并大大降低了美国鸡蛋和鸡肉的价格，鸡蛋成本从每打50美分下降到4美分，鸡肉成本从每只2美元下降到40美分。由于价格下降，美国人能够承受得起，引起了美国人饮食习惯的革命。从20世纪70年代开始，美国鸡肉的销量逐渐上升，超过了牛肉的销量，使得美国人吃得起肉，而且是相对健康的白肉。

1957年，英国病毒学家阿利克·伊萨克斯和瑞士病毒学家让·林登曼在研究流感病毒时发现，如果事先用死流感病毒处理鸡胚的话，流感病毒就无法破坏鸡胚外膜细胞，他们发现这是死流感病毒产生的一种他们称之为干扰素的东西在起保护作用。对于干扰素的神奇作用，大多数科学家都不相信，认为是伊萨克斯和林登曼的幻觉。

伊萨克斯和让·林登曼一直无法对干扰素进行纯化，他们的干扰素浓度只有每毫升70单位。研究过流感病毒的希勒曼相信他们的发现，利用自己的专长成功地纯化了干扰素，很快制备出每毫升20万单位的干扰素。这样他成为第一位进行干扰素研究的人，发现干扰素能够抑制很多人类病毒和动物病毒的生长，同时还能够预防病毒导致的肿瘤。干扰素成为第一个抗病毒药物，被用于乙型肝炎病毒和丙型肝炎病毒引起的慢性感染和白血病、淋巴瘤和恶性黑素瘤等肿瘤的治疗上。

　　希勒曼研制成功的另外一个病毒疫苗是日本脑炎病毒疫苗。日本脑炎病毒主要流行在东南亚，每年感染2万人，其中大多数是儿童，导致6000人死亡。美国人没有接触过日本脑炎病毒，因此在二战时，军方发放合同，要各药厂竞标，制备日本脑炎病毒疫苗。当时希勒曼刚刚毕业，到施贵宝公司就职。在芝加哥大学读研究生期间，他发现日本脑炎病毒能够在小鼠脑中生长，并能被福尔马林灭活，他也了解到苏联和日本用经过福尔马林灭活的日本脑炎病毒预防日本脑炎。他建议施贵宝公司出价3美元一剂，他可以在30天之内开始生产，提供给军方起码10万剂。3个月内，他制备出60万剂，提供给部队使用。直到今天，日本脑炎病毒疫苗还是用小鼠脑制备。

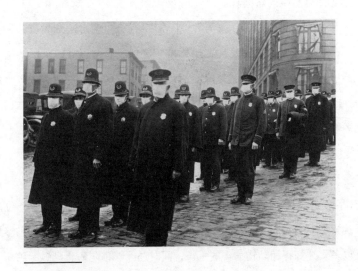

希勒曼出生在西班牙大流感猖獗的1919年，他父母是德国移民。

虽然希勒曼成功地研制出 30 多种疫苗，但他也有走麦城的时候。

在各种急性病症中，占比例最高的并不是我们已经描述过的各种传染病，而是最不起眼的感冒，占半数之多。感冒不同于流感，是由鼻病毒引起的。二战结束后，美军撤离英国，在索尔兹伯里留下了一所军队医院。第一位分离出流感病毒的克里斯托弗·安德鲁斯将这里变成感冒研究中心，经过四年对 2000 名志愿者的研究，他发现了一个现象：被一个人身上的感冒病毒感染的人，在几个月后还能被同一个人身上的感冒病毒所感染。

1953 年，约翰·霍普金斯大学的生化学家温斯顿·普瑞斯从一名护校学生的鼻中分离出一株病毒，他用约翰·霍普金斯的缩写称之为 JH 病毒。普瑞斯在猴肾细胞中培养 JH 病毒成功，然后用福尔马林灭活，给当地学校的上百名学生进行手臂接种，结果发现在其后的两年中，接种这种疫苗的学生感染感冒的概率只有未接种疫苗者的九分之一。对这个非常圆满的结果，普瑞斯表现得很谨慎，宣称这只是个开始。

这个结果引起医学界的一阵欢呼，大家认为很快就有一种疫苗能够预防感冒，这将解决医疗卫生中的一大问题。希勒曼也加入进来，他首先要确定有多少病毒导致感冒。他对默克公司的员工、费城大学的学生、费城儿童医院的病人进行研究，同时从其他研究人员那里收集了感冒病毒，然后在实验室内进行病毒培养和血清学检测，发现安德鲁斯所发现的免疫失效问题，其原因不是因为感冒病毒感染导致的免疫力不足，而是因为存在着很多种感冒病毒。

希勒曼试图将多种感冒病毒混合在一起，制备出一种通用的感冒疫苗。1965 年 5 月 26 日，他给新泽西一所智障学校的 19 名智障儿童接种了这种疫苗，这些实验结果是失败的。之后他试图在各种感冒病毒之间寻找共性，但始终没有成功。直到今天，虽然已经分离出上百种鼻病毒，但还是无人能够研制出有效的感冒疫苗。

为什么无人能够重复普瑞斯的临床试验结果？希勒曼找到了原因：普瑞斯的有效结果是编造出来的。

$\overline{12}$ 低头

找到自己走麦城的原因后，希勒曼放弃了感冒疫苗的研究，把注意力转向长期以来被医生们忽视的一种病毒：风疹病毒。

风疹病毒也是一种较新的病毒，直到 18 世纪中叶才有报道。由于是德国医生最先描述的，因此一度被称为德国麻疹。相对于麻疹、水痘和猩红热来说，风疹症状很轻。

1941 年春天，澳大利亚悉尼眼科医生诺曼·格雷格走出自己的办公室，在护士的桌上找文件，正好听到带孩子前来看病的两位母亲的谈话。这两位母亲的孩子都失明了，两位母亲交换了各自怀孕的经历，发现她们吃得很健康，一直服用维生素，没有离开悉尼，亲属中也没有眼睛有毛病的，还有一个相同之处就是在怀孕早期患过德国麻疹。

格雷格不相信风疹能导致胎儿失明，但他还是花了几个星期对这两年的病例进行分析和调查。两年前，澳大利亚流行风疹，他发现风疹流行 9 个月后，他的诊所出现越来越多的失明婴儿。78 名失明婴儿的母亲中，有 68 名在怀孕早期出现过风疹症状。他把这个结果发布在澳大利亚一本不起眼的医学杂志上，由于他从来没有发表过医学论文，结果没有什么人相信这个结果。

之后 20 年内各国科学家慢慢地证实了格雷格的发现，也就是病毒和细菌能够导致出生缺陷。

　　风疹在20世纪初开始流行全球，美国直到20世纪60年代才出现全国范围的风疹流行。1963年到1964年之间，风疹流行感染了1200万美国人，导致6000例流产和2000名婴儿死亡，造成2万名婴儿出现出生缺陷和患有各种疾病。因为担心自己的孩子会出现出生缺陷，5000名孕妇做了人工流产。

　　希勒曼在这场风疹大流行之前就开始研制风疹疫苗，在这场大流行之后，他的紧迫感更强了。他算了一下，从美国发现风疹大约每隔7年流行一次，那么下一次流行将在1970年到1973年之间，在此之前一定要研制出有效的风疹疫苗来。

　　他从费城一名姓班诺瓦的8岁男孩的喉咙里采集到风疹病毒，称之为"班诺瓦株"，在猴肾细胞和鸭胚中培养出减毒疫苗。1965年1月，他给费城附近的智障儿童接种，所有的接种者都产生了抗体。几个月后，宾州出现了一次小规模风疹流行，88%的儿童得了风疹，接种了他的疫苗的儿童无一得风疹。希勒曼对自己的风疹疫苗很有信心，准备投入大规模生产，但是有人不许他这么干。

　　这天，希勒曼接到自己的老板马克斯·蒂什勒的电话，问他听说过亨利·迈耶这个名字没有，且告诉他，玛丽·拉斯克说迈耶已经研制出了风疹疫苗。拉斯克认为那是一个很好的疫苗，让蒂什勒到纽约去，商讨应该怎么做。

　　希勒曼知道玛丽·拉斯克，这个女人的能量非常大，如果惹恼了她，就会有大麻烦。玛丽·拉斯克是阿尔伯特·拉斯克的遗孀，阿尔伯特·拉斯克是现代广告学之父，高中毕业后进入广告界，他不要现金报酬，而要求顾客用股票支付，后来因为顾客的股票上涨而成为大富翁，30 岁就退休了。1940 年，他和玛丽结婚，玛丽说服他成立了阿尔伯特和玛丽基金会。玛丽·拉斯克对美国的医学研究贡献极大，最大的功绩是扩大了国立卫生研究院，包括 1971 年成立的国立癌症研究所，国立卫生研究院的经费从 1945 年的 250 万美元上升到后来的 56 亿美元。她建立的拉斯克奖是美国生物医学研究最重要的奖项，很多得主后来都获得了诺贝尔奖。

拉斯克希望希勒曼停止他的风疹疫苗的研制，因为迈耶和保罗·帕克曼从一名美军新兵的身上分离出了风疹病毒，在猴肾细胞中传了 72 代。拉斯克的理由是这两人任职于负责发放疫苗许可的部门，他们的疫苗会更快获得许可，能够尽快上市。

1966 年春天，蒂什勒和希勒曼坐火车到了纽约，然后乘出租车到了中央公园附近的拉斯克的公寓，坐在拉斯克的餐桌边紧张地等着拉斯克开口。

拉斯克从最近的风疹流行谈起，认为如果展开竞争的话会减慢风疹疫苗上市的过程。希勒曼这才意识到拉斯克希望他放弃自己的疫苗，他小心翼翼地解释了在下一次流行之前研制出风疹疫苗的重要性，而拉斯克认为如果两种疫苗竞争的话是无法实现这个目的的。希勒曼指出迈耶那东西还不算疫苗，拉斯克让希勒曼和蒂什勒回到默克后好好考虑她的请求。

站在纽约的大街上，蒂什勒让希勒曼拿主意，无论怎么做他都支持，但希勒曼没有主意，他感到了巨大的压力，最后决定向迈耶要疫苗试验一下。拿到迈耶的疫苗后，他给 20 名儿童接种，发现毒力太大，在鸭胚中传了 5 代后才减弱了毒力。一年后，希勒曼比较了自己的疫苗和迈耶的疫苗，发现两者都能产生抗体，也都很安全，但自己的疫苗刺激出的抗体水平更高。

　　此时，希勒曼面临着一个选择，或者用自己的疫苗，或者按拉斯克的请求，用迈耶的疫苗。他内心觉得应该用自己的疫苗，但那样一来他将会承受巨大的压力，尤其是政治上的压力。

　　希勒曼的风格更像一个军人，对他自己团队的管理也是军事化的，在这种管理下，他的手下对他保持着绝对的忠诚。他一贯雷厉风行，但这一次犹豫了。拉斯克说的不无道理，迈耶的疫苗能够更快获准上市。

　　最后，希勒曼低头了，做了他一生最后悔的事，放弃了自己的疫苗，用迈耶的疫苗作为默克公司的上市风疹疫苗。1969 年该疫苗获得许可，之后 10 年内默克公司生产出上亿剂的疫苗，预料之中的 1970 年到 1973 年的风疹流行因为人们普遍接种风疹疫苗而没有出现。

　　但这并不是风疹疫苗的结局，因为希勒曼的这个心结，他后来用更好的疫苗取代了自己研制的疫苗。

13　摆脱阴影

　　玛丽·拉斯克并不知道，除了希勒曼和迈耶之外，费城的惠斯特研究所也在研制风疹疫苗。惠斯特研究所是美国最古老的独立研究所，最先研制出脊髓灰质炎疫苗的希拉里·柯普洛夫斯基从莱德利实验室来到这里，将惠斯特研究所建成世界领先的肿瘤和病毒研究中心。

　　斯坦利·普洛特金先就职于疾病控制中心，受命研究炭疽，因此来到因为制衣业集中而成为炭疽高发区的费城，在惠斯特研究所进行炭疽研究，之后在伦敦完成了一年的儿科实习。1962 年回到美国后，他的兴趣转到风疹上，在惠斯特研究所建立了自己的实验室。刚巧赶上风疹大流行，由于他受过儿科训练，在风疹流行中接触了很多孕妇，他不断地告诉她们，风疹很可能对胎儿造成影响，因此不少孕妇选择了人工流产。

　　这段经历让普洛特金渴望能够研制出风疹疫苗，但是他和希勒曼、迈耶不同，后二者从咽喉获得病毒，他则希望从胎儿处获得病毒，因为这里的病毒才是导致胎儿先天性缺陷的病原体。1964 年，一名怀孕8 周的 24 岁的费城孕妇发现自己脸上出疹，生怕是风疹，于是来见普洛特金。普洛特金证实她得的是风疹，告诉她可能的后果，这名孕妇决定做人工流产。流产的胎儿被送到普洛特金的实验室，这是他收到的第 27 个流产胎儿。这一次，他从胎儿的肾中分离出风疹病毒，因为肾是他检测的第三个器官，这株病毒被命名为"风疹流产胎 27/3"。

下一步是在细胞中传代，使得病毒减毒。迈耶用的是猴肾细胞，希勒曼用的是鸭胚，普洛特金决定用胎儿细胞。和他分享实验室的雷纳德·海弗利克正在进行人胚胎细胞的研究，借以研究衰老的秘密。海弗利克是从另外一名病毒学家那里得到流产胎儿的，这是一个 3 个月大的胚胎，来自一名海军陆战队员的妻子，因为丈夫酗酒，妻子不想再多要孩子了。将胎儿细胞放到培养皿中，海弗利克发现这些细胞能够传代，但并不能无限传代，传到 50 代左右就死亡了，这就是人衰老和死亡的秘密，被称为"海弗利克极限"。

在此之前，获得 1912 年诺贝尔生理学或医学奖的法国科学家亚历克西·卡雷尔曾经将鸡的心脏在体外培养了 32 年之久。但卡雷尔不知道，他的技术员在用鸡胚提取液做培养液时，连带着加入了新的细胞。技术员们不敢告诉他，因为这会影响他的职业生涯，也会导致他们被解雇，就这样一直蒙混下去，直到被海弗利克的实验结果揭穿。

海弗利克用实验证明了，并非生长条件决定细胞能繁殖多少代，繁殖是由细胞内部的生物钟决定的。他将已经繁殖了 10 代的女性胚胎细胞和已经繁殖了 30 代的男性胚胎细胞混合在一起，发现在相同的培养条件下，女性胚胎细胞繁殖了 40 代，男性胚胎细胞只繁殖了 20 代，最后各自加起来都是一共繁殖了 50 代。科学家对此进一步研究，证明是因为 DNA 的端粒在每次复制时会缩短一点造成的，肿瘤细胞则不存在这个现象，因此能无限繁殖下去。这样就开拓了一个研究如何保持年轻的新的途径。海弗利克并不想长生不老，他的愿望是在 100 岁生日那天死去，在此之前各方面功能都完善，关于这一点，恐怕要等到 2028

年 5 月 20 日才能证明。

普洛特金对长生不老没有什么兴趣，他的兴趣在于研制风疹病毒。他从海弗利克那里拿来胚胎细胞，加入风疹病毒，但他没有按常规细胞培养那样在 37℃进行培养，而是按子宫的温度 30℃进行培养，细胞传代 25 代后，病毒在 30℃的条件下生长良好，在常温下则生长不佳。普洛特金用这种疫苗对上千人进行了试验，在免疫力和免疫试剂上都强于默克的疫苗，但无法和希勒曼自己研制的疫苗进行比较，因为希勒曼已经放弃了那种疫苗。

普洛特金的疫苗虽然很好，但由于是用人胚胎细胞制备的，招来很强烈的反对意见，带头的是刚刚成功研制出口服脊髓灰质炎疫苗的阿尔伯特·沙宾。研制脊髓灰质炎疫苗的几位大腕中，沙克和沙宾是俄国犹太人后裔，柯普洛夫斯基是波兰移民。沙宾比沙克更张扬，他的口服疫苗在和柯普洛夫斯基的竞争中获胜，也取代了沙克的非口服疫苗。普洛特金是柯普洛夫斯基的手下，沙宾当然要对他的疫苗横挑鼻子竖挑眼。

1969 年 2 月，在国立卫生研究院召开了为期三天的会议，到会的都是风疹疫苗方面的专家，名望如日中天的沙宾作为疫苗研究的权威也应邀到会。会议的最后一天，沙宾发难，认为普洛特金的疫苗是从人胚胎细胞里生产出来的，里面的未知成分是非常有害的。

沙宾发难后，普洛特金镇定了一下，认为沙宾并没有证据。等沙宾坐下，他拿过麦克风，逐句反驳沙宾的责难，指出沙宾所说的全是理论上的假设，没有一条事实证据。出乎他的意料，他讲完后全场鼓掌，因为检验科学的是事实而不是大师。

有一天，普洛特金办公桌上的电话铃声响起，他拿起电话。

"这是莫里斯·希勒曼。"

希勒曼说服了默克公司高层，决定用普洛特金的疫苗替代迈耶的疫苗。从 1969 年起，接种风疹疫苗的成千上万的孕妇中只有一例出现胎儿异常，证明普洛特金和迈耶的疫苗都非常安全，也证明沙宾的感觉是错误的。希勒曼终于摆脱了玛丽·拉斯克的阴影，让美国和全世界的人使用上了更好的疫苗。

2005 年 3 月 21 日，美国 CDC（美国疾病控制与预防中心）主任朱莉·格贝尔丁宣布风疹在美国绝迹。但全球只有一半的国家和地区接种风疹疫苗，每年全球还是有超过 10 万名儿童因为母亲感染风疹病毒而导致出生缺陷。不过随着风疹疫苗接种范围的扩大，早晚有一天风疹会在人群中绝迹。

<u>14</u>　猴子带来的病毒

　　沙宾的指责虽然无声无息了，另外一种指责的声音又出现了。因为普洛特金是用堕胎胎儿细胞制备的疫苗，因此遭到反对堕胎的美国天主教徒的反对。加上普洛特金是犹太人，因此这一事件在 21 世纪初激起的反对声浪很强烈，好在天主教会已经与时俱进了，在这个问题上比较谨慎，没有掀起太大的风波。

　　在疫苗生产上，在普洛特金之前一直使用动物细胞。马克斯·蒂勒的黄热病疫苗用的是小鼠和鸡的细胞，沙克和沙宾的脊髓灰质炎疫苗用的是猴细胞，希勒曼的麻疹疫苗、腮腺炎疫苗和流感疫苗用的是鸡细胞，但是普洛特金发现只有人胚胎细胞才能更有效地培养出风疹病毒来。和风疹病毒一样，有很多病毒在动物细胞中繁殖得很不理想，只能用人的细胞进行繁殖。

　　另外一方面，使用人胚胎细胞可以杜绝动物病毒的污染。希勒曼在恩德斯的麻疹疫苗中发现了鸡白血病病毒，蒂勒的黄热病疫苗也被这种病毒污染，虽然事后证明这种病毒不能在人体内致癌，但不能保证其他动物病毒是安全的。对这种动物病毒的污染后果要靠几十年的跟踪调查才能下结论，很难说是否安全，因此科学家们倾向于用人胚胎细胞代替动物细胞制作疫苗。

　　由于病毒学于 20 世纪初才形成，在整个 20 世纪，病毒学属于一门新学科，新的病毒不断地被发现。科学家把注意力集中到致病性人类病毒上，对于动物病毒则没有什么大的投入。因此当沙克和沙宾做他们的脊髓灰质炎疫苗时，并不知道被猴病毒污染了。等到这种能够在猴子中致癌的病毒被发现后，上百万的孩子已经接种了这种疫苗，也就是说他们同时被接种了这种猴病毒。

　　沙克和沙宾都是用猕猴的肾细胞制作疫苗的，这种猴一直被当作实验动物，心理学家也用它们做研究动物，因为猕猴是唯一在吃以前洗食物的动物。沙克和沙宾研究脊髓灰质炎疫苗时，已经发现了 39 种猴病毒，但沙克和沙宾使用的猴肾细胞并没有被其中任何一种病毒污染，而且这些病毒都很容易被福尔马林杀死。但希勒曼更为谨慎，一直怀疑有一种未知的病毒不能完全被福尔马林杀死。

　　1958 年，希勒曼利用到华府开会的机会拜访国家动物园园长威廉·曼恩，向他介绍了疫苗业面临的严重的动物病毒污染的问题。曼恩告诉希勒曼，这是因为各种猴子在从非洲运出来的过程中，待在一个非常拥挤的空间里，导致各种猴病毒在猴子之间相互感染造成的。曼恩给了希勒曼一个解决的办法，让他到西非去抓几只非洲绿猴，先运到马德里机场，因为那里从来没有运输过动物，再从马德里运到纽约。

　　希勒曼采纳了这个建议，雇人在西非抓了几只非洲绿猴，又经马德里到纽约，最后运到他的实验室。他马上把猴杀死，取出肾细胞，在电子显微镜下没有发现任何病毒，然后把猴肾细胞磨碎，加到其他细胞中去，也没有任何病毒繁殖。希勒曼相信这样得到的非洲绿猴是没有被病毒感染的。

　　接下来，希勒曼把制备疫苗用的、已经证明没有被病毒污染的猕猴肾细胞加入绿猴细胞之中，发现绿猴细胞很快就死亡了，就这样他发现了第40种猴病毒，命名为SV40。

希勒曼将SV40给新生的仓鼠注射，发现90%的仓鼠在皮下、肺部、肾脏和脑部出现肿瘤。他又发现沙克的经过福尔马林灭活的脊髓灰质炎疫苗中依然有少量的活 SV40，此时沙克的疫苗已经接种了上千万人。他继续检测沙宾的脊髓灰质炎疫苗，发现由于没有经过福尔马林灭活的程序，沙宾的疫苗SV40 污染更严重，此时沙宾的疫苗还没有在美国获准，但已经给 9000 万苏联人接种。

1960 年，在第二届国际脊髓灰质炎疫苗会议上，当着沙宾的面，希勒曼公布了实验结果，沙宾为此暴跳如雷。

之后几年，希勒曼等人进行了更多的实验，发现虽然注射SV40能够使得仓鼠得癌症，但口服SV40不会，沙克和沙宾的疫苗是口服的。他们在口服了疫苗的儿童粪便中发现了 SV40，但没有一名儿童因此生病，证明SV40能经过消化道被排泄出去。他们还发现福尔马林灭活虽然不能彻底杀死 SV40，但能够将其毒性减弱到万分之一，因此沙克和沙宾的疫苗中的SV40很可能不会致癌。研究人员也比较了接种被SV40污染的疫苗的儿童和没有接种疫苗的儿童之间的肿瘤发病率，发现 8 年之后，两组儿童没有区别，15 年和 30 年之后依然没有区别。到 20 世纪90 年代中期，有关部门终于宣布，被SV40 污染的疫苗不会导致癌症。

但是这件事情并没有结束。国立癌症研究所的米歇尔·卡伯恩在研究肿瘤成因的过程中将精力集中在一些罕见的肿瘤上，发现有一个基因在这些罕见的肿瘤中都存在，这个基因在SV40 中也存在，这样一来SV40 又和肿瘤联系起来了。

为了论证 SV40 是否对人类有害，研究人员扩大了研究对象，从几千人扩大到几十万人，发现接种了被 SV40 污染的疫苗的人的肿瘤发生率和没有接种的人是一样的，还发现没有接种过这种疫苗的人也有可能带着这种基因，甚至那些出生在脊髓灰质炎疫苗问世之前的人也带有抗 SV40 的抗体。之后的一些实验并不能重复卡伯恩的结果，说明卡伯恩的结果很可能是不可信的。

但是这些严格的科学验证并没有被媒体传达给公众，有关 SV40 导致人类肿瘤并被政府隐瞒下来的说法作为阴谋论之一广为流传，成为和疫苗有关的一个热门话题。

希勒曼建议停止使用沙克和沙宾的脊髓灰质炎疫苗，这个建议没有被采纳。到了晚年，他对有关部门的这个决定表示非常赞同，因为这个决定挽救了成千上万的生命，也使得无数的人不会因为感染脊髓灰质炎病毒而导致残疾。

柯普洛夫斯基最先研制出脊髓灰质炎疫苗，但他的疫苗离工业化生产还有一段距离，结果让沙克领了先。沙宾随后研制成功脊髓灰质炎口服疫苗；柯普洛夫斯基的疫苗也是口服疫苗，两个人的竞争导致口服脊髓灰质炎疫苗在美国迟迟得不到批准。俄裔的沙宾去了苏联，那里大规模使用他的口服脊髓灰质炎疫苗，柯普洛夫斯基则去了非洲，带着普洛特金等人在中非大规模推广自己的疫苗。

1992 年开始，有人指责柯普洛夫斯基的疫苗带有猴艾滋病病毒（SIV），给非洲儿童口服后引起变异，出现了人类艾滋病病毒（HIV），柯普洛夫斯基因此被称为艾滋病之父。但指责者的证据都被推翻了。首先，艾滋病不是从柯普洛夫斯基试验脊髓灰质炎疫苗的地区开始流行的；其次，柯普洛夫斯基用的是猴细胞而不是猩猩细胞；最后，SIV 变异成 HIV 的时间不会那么短，起码要用几十年。用 PCR 技术①对柯普洛夫斯基的疫苗进行检测，没有发现 SIV、HIV 或者猩猩的 DNA。HIV 确实是从野生猩猩携带的 SIV 转化而来的，但时间是在 20 世纪 30 年代，估计是一名喀麦隆的猎人被猩猩咬伤而感染上的。

柯普洛夫斯基在非洲时，参加了 WHO 组织的一次关于狂犬病疫苗的会议，在会议上遇见了同样是波兰裔的塔德·维克托。维克托对研制狂犬病疫苗很有兴趣，柯普洛夫斯基当即邀请他加入惠斯特研究所，维克托便一直在惠斯特研究所工作了 30 年，直到去世。

巴斯德的狂犬病疫苗有两个问题：一是它是用兔子的脊髓制备出来的，偶尔会引起瘫痪、昏迷和死亡；二是要连续接种 14 次，让接种者颇受折磨。20 世纪 50 年代有人用鸭胚研制成功狂犬病疫苗，但由于疫苗还带有鸭脑和鸭脊髓的细胞成分，会引起自身免疫病。这种疫苗也要连续接种，一共接种三个礼拜。为了解决这两个问题，维克托也看上了海弗利克的胎儿细胞，从他那里要来了细胞。几年后，他能够在

---

① PCR 技术是一种用于放大扩增特定 DNA 片段的分子生物技术。

这种细胞中培养出狂犬病病毒，而且能够用福尔马林完全灭活。普洛特金将这种疫苗给柯普洛夫斯基和维克托接种，发现能刺激出高浓度的狂犬病抗体。他们将这种疫苗拿到到处是疯狗的伊朗，给被狗严重咬伤的人接种，疫苗100%有效，而且只需要接种几次，非常安全。这种疫苗现在每年接种人数达到上千万人。

在水痘疫苗问世之前，美国每年400万人得水痘，在全球范围则有上亿人得病。水痘虽然看起来不很严重，但如果进入脑部就会导致脑膜炎，进入肝脏则会引起肝炎，进入肺部会引起致死性肺炎。更重要的是，得水痘的时候，人容易被A组链球菌感染。

1951年，后来因为研究脊髓灰质炎而获得诺贝尔奖的托马斯·韦勒5岁的儿子彼得患水痘了，韦勒从儿子身上采了样，在实验室中进行培养，发现病毒在人胚胎细胞中生长得最好。20多年后，日本科学家山西弘一从一名得水痘的3岁男孩身上采样，在较低温度的情况下在来自日本的胚胎细胞中传了11代，然后在豚鼠的胚胎细胞中传了12代，又在海弗利克的胎儿细胞中传了2代，最后在14周的男胎细胞中传了5代，得到了最有效的水痘疫苗。希勒曼于1995年将之引入美国，10年后，几乎所有的美国儿童都接种了这种疫苗，使因为水痘而致死的病例减少了90%。

16 "始作俑者"的结局

甲型肝炎病毒是一种通过消化道传染的病毒,每年在全球导致几百万人得病,上千人死亡。美国最大的一次甲型肝炎暴发性流行于2003年出现在宾州西部,原因是一家墨西哥餐馆从墨西哥进口的洋葱里带有甲肝病毒,导致700多人被感染,4人死亡。全球最大的一次甲肝暴发性流行于1989年出现在上海,因为吃了被甲肝病毒污染的生蚝,30万人生病,47人死亡。

1965年,芝加哥的圣鲁克医院微生物学主任弗里兹·戴恩哈特从一名34岁的得了肝炎3天的外科医生身上采了血样,这位医生的皮肤和眼睛出现了黄疸,一吃东西就吐,非常疲倦而无法工作。戴恩哈特把采到的血样给狨猴注射。狨猴是一种珍稀动物,但戴恩哈特的狨猴是自己养育繁殖的。注射几周后,所有的狨猴都生病了。

戴恩哈特的项目是由军方资助的,军方对他的成果很不满意。因为戴恩哈特在做G型肝炎病毒研究,发现甲肝病毒纯属偶然,军方认为他不务正业,直到希勒曼为他背书,证明他为甲肝病毒的研究打开了大门才算完。

希勒曼同样把甲肝病人的血液注射给狨猴,几周后在狨猴的肝脏中发现甲肝病毒。但狨猴很难得到,希勒曼想到了海弗利克的胎儿细胞。

其后几年，用海弗利克的胎儿细胞，希勒曼发现了检测甲肝病毒和甲肝抗体的方法，在胎儿细胞中成功培养了甲肝病毒并将之减毒，用福尔马林灭活。这种疫苗在动物实验中有效，下一步是要找高危人群进行人体试验。他选中了纽约郊区的一个犹太人居住区，因为这里是甲肝高发区。他们将没有感染过甲肝的1000名儿童分为两组，一组接种疫苗，另外一组做对照。3个月后，有34名儿童得了甲肝，都是对照组的。1995年，默克公司的甲肝疫苗获得许可，从那时到现在，美国的甲肝病例减少了75%。

用海弗利克的胎儿细胞，科学家们成功地研制出了风疹疫苗、狂犬病疫苗、水痘疫苗和甲肝疫苗这四种疫苗，使得这种细胞成为科学史上最成功的细胞，但这种成功给海弗利克本人带来了大麻烦。

在研制上述四种疫苗的年代，科学家们对于使用堕胎而来的胎儿细胞没有什么顾忌，在他们眼中，这种细胞容易培养，几乎所有人类病毒都能在这种细胞里繁殖，加上安全性，是制备疫苗最理想的细胞。媒体、公众和政府方面也没有异议，因为那些堕胎的妇女是自愿的。

但是，时代不同了，这种情况已经改变了。随着美国保守主义的抬头，堕胎问题上的争议也越来越大，因此对于将胎儿细胞用在医学研究上的反对声浪越来越高。反对者并不反对制备疫苗，而是反对用胎儿细胞。他们质问：为什么不用动物细胞？可以用经过检测、没有污染的细胞。

但是，说来容易，做起来就难了。因为这样一来会导致疫苗的研制费用大大提高，而且还有潜在的、没有被发现的动物病毒的威胁。起码对于现有的成功的疫苗，是不太可能重新用动物细胞研制的。美国现在已经不用新的堕胎胎儿细胞，因为1961年那一次大堕胎，冷冻的胎儿细胞已经足够几代使用了。

1968 年，海弗利克离开惠斯特研究所，到斯坦福大学担任医学微生物学教授。他把胎儿细胞带到加州，之前他已经成立了自己的公司，将胎儿细胞卖给各地的研究人员，收入用在细胞的准备和运输上，一共只收了 15000 美元。

在用人胚胎细胞研制疫苗的争议中，海弗利克是中心，反对势力最恨的就是他，这时候又有了把柄，因为海弗利克的研究是由政府资助的，按当时的规定，这些研究的成果属于公众而不属于研究者个人。1976 年，NIH①向斯坦福大学抱怨海弗利克的不道德行为，因为斯坦福大学科研经费的 98% 来自 NIH 的资助，学校马上和地区检察官、NIH官员来到海弗利克的实验室，将胎儿细胞封存，并冻结了海弗利克公司的账户。

1976 年 2 月 27 日，海弗利克向斯坦福大学递交了辞呈。在此之前，海弗利克在医学界如日中天，他的发现开创了衰老机制研究的新领域，现在却骤然成了领失业救济的人，之后一年，夫妻俩每周的生活费只有 104 美元。

海弗利克为此将联邦政府告上法庭，联邦政府应诉。政府方面要求希勒曼作为证人出庭指控海弗利克，遭到希勒曼的拒绝，声称如果海弗利克被定罪，他将发起一场行动，让两名政府高官和海弗利克一起坐牢。海弗利克应该被赞美为一名科学英雄，而不是被起诉。

经过 6 年的诉讼，这桩官司在庭外和解，政府发还扣留的 15000 美

①美国国立卫生研究院。

元外加利息，并容许海弗利克保留他的胎儿细胞。科学界的同行为此欢呼，《科学》杂志上发表了一封由 85 位科学家签名的信，对海弗利克的获胜表示欣慰。这桩官司导致了相关法律的改变，尽管获得政府资助，但是科学家们仍然可以拥有并出售他们的发明。于是 20 世纪 80 年代和 90 年代美国的生物技术公司如雨后春笋一样出现，推动了美国科研成果的应用。

　　但是海弗利克则成了牺牲品，政府发还的钱都支付了律师费。1982 年他去了佛罗里达，后来回到加州工作。2009 年诺贝尔生理学或医学奖授予了发现端粒和端粒酶如何保护染色体的研究，而作为这项研究的先驱者，海弗利克却无法获得诺贝尔奖。

17　八仙过海

　　疫苗是对抗传染病最有效的办法，也是灭绝烈性传染病最有效的办法，但疫苗从出现的那天起，就和副作用联系在一起。

　　疫苗的抗传染病效果在于调动人体自身的免疫功能，以一次很温和的感染让免疫系统产生抗体，等真正的感染到来时，因为已经有相应的抗体存在，人体就不会被感染，从而达到抗病的目的。但是疫苗对于人体从本质上来说是异物，多多少少会引起人体的反应。

　　琴纳的牛痘苗使得人类得以战胜天花，但琴纳没有稳定的牛痘病毒来源，只能先把牛痘接种在志愿者的皮下，等8天后出痘了，从痘中取样，再给另外一个人接种。这种从手臂到手臂的接种办法有一定的危险。由于当时还不知道消毒的重要性，琴纳接种的一名5岁男孩约翰·贝克在接种后因为细菌感染而死。1861年在意大利，由于一个孩子患梅毒，导致接种疫苗的41个孩子被传染。1883年在德国，同样因为某一位接种者患肝炎，导致肝炎暴发性流行。

　　接下来诞生的疫苗是巴斯德的狂犬病疫苗，在大规模接种一段时间之后，大约千分之五的接种者会残疾甚至死亡。巴斯德认为这些人是因为狂犬病而残疾或者死亡的，但后来证实是因为他的疫苗。这是因为疫苗中来自脑和脊髓的细胞带有髓磷脂，有些人接种疫苗后，里面的髓磷脂会引起对自己神经系统的免疫反应，也就是自身免疫。后来希勒曼等人用鸡胚制备疫苗的时候，会切断鸡头，就是为了防止自身免疫病。

二战期间，科学家用人血清制备黄热病疫苗，结果疫苗被乙型肝炎病毒污染，导致30万美军患乙型肝炎，60人死亡。

乙型肝炎病毒是肝炎病毒中最常见也是最严重的一种，这种病毒是在距今1万年到7000年之间演化形成的。1883年德国因为接种天花疫苗而导致的乙型肝炎流行是历史上第一次流行，从此人类进入了乙型肝炎时代。今天全球有3.5亿到4亿人为乙型肝炎病毒携带者，亚洲的很多地区，包括中国，乙型肝炎的人群感染率为10%，在中国有1.3亿乙型肝炎病毒携带者，其中3000万人是慢性感染者，每年有30万中国人死于乙型肝炎，占全球乙型肝炎死亡人数的一半。乙肝导致的肝癌在人类肿瘤严重性上仅次于皮肤癌和肺癌而排名第三。

乙型肝炎在全球的大规模流行正是疫苗接种的一个最严重的副作用。乙型肝炎病毒可以通过密切接触和血液传播，在疫苗接种过程中，如果消毒不善，很容易导致乙型肝炎病毒从一个感染者那里传染给很多人。在疫苗接种的早期，人们不知道这种传播途径，没有采用必要的消毒措施，接种用的针头反复使用，使得乙型肝炎病毒扩散得很快。WHO开始消灭天花等病毒的全球计划免疫行动后，在第三世界国家，由于没有严格的消毒措施以及共用针头，导致乙型肝炎病毒大规模流行。

对抗乙型肝炎，最好的办法是接种乙型肝炎疫苗。1965年，在NIH工作的巴鲁克·布隆伯格在一名澳大利亚土著居民的血液中发现了乙型肝炎病毒的表面抗原，称之为澳大利亚抗原，使得乙肝疫苗的研制成为可能，他因为这个发现分享了1976年诺贝尔生理学或医学奖。1970年在电子显微镜下看到了病毒颗粒，20世纪80年代末完成了乙肝病毒的基因测序。

希勒曼从20世纪70年代末期就开始研制乙肝疫苗，他遇到的难题是怎样获得病毒。在此之前，他研制的都是呼吸道病毒疫苗，在生病的孩子的喉咙里采样就是了，可是乙肝病毒是一种不同的病毒，主要存在于血液中。

病毒有各自的存活方式，人体内病毒生存的关键是如何对抗人体的免疫系统。在这方面，病毒们八仙过海，各显神通。腮腺炎病毒和疱疹病毒安静地待在神经系统中，借以欺骗免疫系统，几十年后再繁殖。流感病毒不断地变换其表面蛋白，使得流感疫苗必须年年接种。狂犬病病毒存在于动物的唾液中，咬了人后通过手臂或者腿部的神经慢慢地进入脑部，从一个神经细胞到另外一个神经细胞，根本不进入血液，免疫系统产生的抗体对它无法发生作用。艾滋病病毒在这方面最为高明，它直接感染免疫细胞，导致免疫功能缺陷，同时变异非常快，超过免疫系统产生抗体的速度。

乙肝病毒感染肝细胞的关键是其表面蛋白和肝细胞结合，人体免疫系统产生的抗体会阻止这种结合，使得乙肝病毒不能感染肝细胞。乙肝病毒的对抗策略是产生大量的表面抗原，使得免疫系统产生的抗体无法完全阻断它们和肝细胞的结合，以量取胜，因此在感染者的血液中有多达5×10^{17}个病毒表面抗原。

布隆伯格发现澳大利亚抗原后，一直不知道这是乙肝病毒的东西。布隆伯格本人不是病毒学家，他发现白血病病人的血液中澳大利亚抗原很普遍，后来又发现唐氏综合征病人体内也有这种抗原，但他还是不知道这种抗原到底属于哪种病毒。

　　纽约输血中心的病毒学家艾尔弗雷德·普瑞斯一直在病人输血前和输血后采取血样，1968 年他发现一名患者输血后患了乙型肝炎，输血前的血样没有澳大利亚抗原，输血后的血样里面就有了，因此断定这种抗原和乙型肝炎病毒有关。

　　到了这个时候，就有可能研制乙型肝炎疫苗了。

　　纽约大学医学院儿科系主任索尔·克鲁曼也是俄国移民的后裔，是沙宾的表弟。此人在39岁时才发表第一篇科学论文，其后一发不可收，一共发表了250多篇论文，其与人合著的传染病学教材已经发行到了第11版。在人们眼中，克鲁曼是位天才，也是个魔鬼，天才说的是他在医学研究上的成就，魔鬼指的是他的乙肝疫苗研究。

　　在得知了布隆伯格和普瑞斯的发现后，克鲁曼从一名乙肝病人身上采了血液，等血液凝固后，将血清取出来，注射给纽约那所著名的威洛布鲁克学校的 25 名智障儿童。克鲁曼这样做的目的是想知道病人的血清中是否有乙肝病毒，结果 24 名儿童得了肝炎，其中 1 名儿童成为慢性感染者。克鲁曼因此得出结论，病人的血清具有高度传染性。

　　接下来，克鲁曼用水将血清稀释，加热 1 分钟，然后给智障儿童注射，有人注射了两剂，有人注射了一剂。再给他们注射病人的血清。

这一次注射了两剂的孩子没有一个生病，注射了一剂的孩子有一半没有生病。克鲁曼为此很激动，因为他只是把血清稀释后加热一下，就做成疫苗了。

但是，克鲁曼没有料到，他这样做是要受到道德谴责的。纽约州参议员西摩亚·泰勒对此提出严重的抗议，而威洛布鲁克学校的校长杰克·哈曼德则认为这样做是对的，因为肝炎是威洛布鲁克学校的大问题。纽约州的卫生部门支持哈曼德，指出由于克鲁曼的成果，肝炎已经从威洛布鲁克学校消失了。

泰勒没有退缩，他的提案禁止在儿童身上做医学实验，这个提案没有被纽约州议会通过，但泰勒的行动引起了媒体和公众的注意。克鲁曼的实验证明了有甲肝和乙肝两种肝炎，而且澳大利亚抗原可以被用为疫苗，他因此获得很多奖项，包括拉斯克奖，并被选入国家科学院。但那些因为他在智障儿童身上进行不道德的实验而愤怒的人们及那些儿童的家长在他的余生中一直跟随着他到处抗议。1972 年他在费城领取美国医生学会奖的时候，遭到 200 多名抗议者抗议，以至于不得不由警察护送离开。

其实克鲁曼清楚地知道自己发现的东西并不是疫苗，只能证明澳大利亚抗原的抗体对乙肝病毒感染有免疫力，真正的乙肝疫苗要靠疫苗专家去完成。

能做这件事的人选是希勒曼，他从乙肝的高危人群同性恋者和吸毒者那里收集来大量的血液，希望从中纯化出澳大利亚抗原来。这是个看起来不可能完成的任务，因为人的血液中有各种各样的成分，这些乙肝感染者的血液中除了澳大利亚抗原外，还有大量的活乙肝病毒，以及很多未知的东西，其中一种直到几年后才被发现，它就是艾滋病病毒。

希勒曼并没有这方面的经历，也没有从事过这方面的工作，他只能参考克鲁曼的办法，进行加热处理。一开始，他希望默克公司的工程师克林克制作出一个仪器来，这样血液可以先经过热水管，然后经过紫外线灯照射，再经过福尔马林处理。克林克没有达到他的要求，希勒曼又决定用三种不同的化合物来处理血清，先用胃蛋白酶分解血液中的蛋白，但不能分解澳大利亚抗原。经过试验，这个办法是成功的，胃蛋白酶使得血液中的感染性乙肝病毒颗粒只剩下1%。但是从安全的角度考虑，有1%的感染性颗粒也不可以。他接着用尿素来分解朊蛋白。20世纪50年代，研究人员发现是朊蛋白导致库鲁病，后来又发现其他疾病包括疯牛病也是朊蛋白引起的，这类感染物被称为朊病毒，希勒曼生怕血液中有这样的东西。尿素处理后，又用福尔马林处理，福尔马林可以彻底地灭活很多病毒包括乙肝病毒。这三种办法每一种都可以将乙肝病毒的感染性降低到1%。

但希勒曼不知道血液中的其他感染性成分是否也被灭活了，因此他对已知的病毒进行检测，发现已知病毒都被灭活了。这证明了乙肝病毒的抗原非常稳定，很难被灭活。之后经过一系列的过滤，希勒曼奇迹般地获得了纯化的乙肝病毒抗原。

几年后，艾滋病病毒的检测方法成熟了，用这些检测方法在希勒曼的乙肝疫苗中没有发现活的艾滋病病毒，这都得益于希勒曼的小心谨慎，使用了额外的步骤对血液样品进行灭活处理。

希勒曼的疫苗是第一个用人的血液制备出来的疫苗，尽管他认为很安全，但 FDA 不批准进行临床试验。原因是沙宾知道这个消息后表示强烈反对，如果希勒曼被告上法庭，沙宾将作为对方的证人，而且会连自己的表弟克鲁曼一道告了。沙宾向来说到做到，所以 FDA 和 NIH 都不赞同推广这种疫苗。

希勒曼只好在默克公司内部找志愿者，他不在实验室人员中找志愿者，因为如果发生意外，疫苗生产就会受影响。他找到公司的中层管理人员，说服他们来当志愿者。疫苗接种后几个月，这些志愿者听说有可能因此而感染艾滋病，陷入巨大的恐慌中。希勒曼把他们召集在一间会议室里，告诉他们让他们放心：灭活的方法能有效地杀死病毒，志愿者们不会得艾滋病。

在这段时间内，希勒曼对他的团队要求非常严格，每周工作七天，如果谁因为度周末而耽误了试验，后果是被开除。他按军事化制度管理实验室，对于乙肝疫苗的生产则要求能够完全控制，要一丝不苟地按他的灭活程序生产，不能出任何意外。

1980 年 8 月 15 日，希勒曼发现生产部门有人为了提高疫苗的产量而稍稍改动了他的灭活程序。因为没有办法检测是否存在微量的活乙肝病毒，所以改变程序后生产的乙肝疫苗就不能保证安全，这样接种的孩子们就会有危险。他把生产车间的人叫到一间没有空调的小会议室里，用一连串脏字表达了自己的态度：生产程序不能改动。不少没有遵照他的要求工作的员工被他炒了鱿鱼。

希勒曼给包括克鲁曼、克鲁曼的妻子和9名默克公司高级主管在内的志愿者接种了乙肝疫苗，在沃尔夫·兹穆斯的帮助下，又在没有感染过乙肝病毒的1000名同性恋者中进行了试验，试验证明接种疫苗后人感染乙肝的概率降低了75%。虽然有人指责这项试验将艾滋病带入美国，但这种指责后来被证明是毫无根据的流言。

1981年FDA为乙肝疫苗颁发了许可证，但是医学界对这种疫苗的态度一直很谨慎，尽管这种疫苗属于最安全的疫苗之一，但由于疫苗是用人的血液来制备的，还是有人对它的安全性表示怀疑。希勒曼知道他必须找到另外一种制备乙肝疫苗的办法。

1972年，在美国夏威夷火奴鲁鲁举办了一次科学会议，两位同样来自旧金山的科学家在会议上相遇了，一位是加州大学旧金山分校的生物化学助理教授赫伯特·博耶，另外一位是斯坦福大学的科学家斯坦利·诺曼·科恩。博耶发现大肠杆菌可以制造出一种能够切割DNA的酶；科恩则发现了在质粒的作用下，一个细菌能够把抗原性传给另外一个细菌。

科恩和博耶对对方的研究都非常感兴趣，相约晚饭时详细讨论。在当天的晚餐中，两个人决定进行合作。科恩用博耶发现的酶切开一种有抗药性基因的质粒，然后插入另外一种抗药性基因，再把这个质粒修复好，将之放进细菌中，发现这种细菌能够同时耐受两种抗生素。就这样，一种被称为DNA重组或者叫遗传工程的技术诞生了。科学家可以将任何的基因放进质粒，然后感染细菌，通过抗药性来筛选带有重组质粒的细菌，这种细菌就能够成为生物工厂，提供大量的合成蛋白，使得生物产品不再需要使用动物或者人的细胞来生产。

这个消息被风险投资家罗伯特·斯汪森得知了，他和博耶相约在旧金山的一个酒吧见面。29 岁的斯汪森和 40 岁的博耶一边喝着啤酒，一边在纸巾上写着计划，基因科技公司就这样诞生了。1980 年基因科技公司的股票在华尔街上市，吸金 3800 万美元，博耶成为《时代》周刊的封面人物。基因科技公司的第一个产品是人造胰岛素。这一领域后来年产值达到 400 亿美元，FDA 为这一领域一共颁发了 400 多份许可证。

默克公司马上将之用在新乙肝疫苗的研制上，用细菌生产出的合成澳大利亚抗原在动物中不能产生抗体，后来改在酵母中生产，这样生产出来的澳大利亚抗原能够在动物和人身上产生抗体。这种合成疫苗于 1986 年上市，一直使用到今天。

1983 年，希勒曼和克鲁曼因为研制乙肝疫苗而获得拉斯克奖，博耶和科恩也都获得了拉斯克奖。

乙肝疫苗的出现，使得美国儿童和少年的乙肝感染率降低了 95%。在其他国家和地区也取得了巨大的效果。在中国台湾，乙肝疫苗将肝癌的发病率降低了 99%；在中国大陆，乙肝疫苗使得儿童的乙肝感染率在 10 年内从 15% 下降到 1%。

20 世纪 70 年代，阿拉斯加急性乙型肝炎爆发。1973—1974 年，调查发现阿拉斯加西部原住民急性乙型肝炎感染率高居美国之首，年轻人和儿童中乙型肝炎病毒（HBV）相关肝癌发病率居各种族之首，在阿拉斯加原住民儿童中出现极高的肝癌发病率，并导致很高的儿童死亡率。

1974—1978 年，对阿拉斯加原住民 HBV 感染的流行病学调查发现，原住民的 HBV 传染途径包括母婴途径、儿童到儿童之间通过伤口和抓伤而传播，环境中 HBV 无处不在，包括学校食堂的桌面上。

HBV 感染及肝癌风暴席卷阿拉斯加。

1984 年，乙肝疫苗接种计划扩展到全阿拉斯加。由于新生儿和婴儿常规接种和大规模筛查，阿拉斯加乙肝疫苗接种率高于全美平均水平。根据 1996 年的数据，阿拉斯加儿童乙肝疫苗覆盖率为 94%，而全美平均只有 82%。之后，1996—2008 年，阿拉斯加儿童的乙肝疫苗覆盖率始终保持在很高的水平（87%~99%）。

乙肝疫苗的作用在接种开始后的 10 年内就见到成效。

1981—1982 年，阿拉斯加 20 岁以下人口急性 HBV 感染率为 19/10 万。

1992 年以后，阿拉斯加 20 岁以下人口没有发生过一起急性 HBV 感染。

1988 年，阿拉斯加 20 岁以下人口慢性 HBV 感染者数目为 657 人。

1999 年以后，阿拉斯加 20 岁以下人口慢性 HBV 感染者总共有 2 人，最后一例于 2010 年被确诊。

1984—1988 年，阿拉斯加 20 岁以下人口肝癌发病率为 3/10 万。

1998 年以后，阿拉斯加 20 岁以下人口肝癌发病率为 0。

2017 年 8 月，有关部门宣布：普及疫苗接种使得 HBV 及其相关肝癌在阿拉斯加年轻人中绝迹。

36 年里，我们见证了一个奇迹。

这是现代医学所创造的又一个奇迹。

20 "反应停"

细菌学发展起来后，除了不断地发现和分离出各种致病菌外，预防细菌感染的研究也渐渐发展。

在这方面的第一个突破是巴斯德手下最主要的助手鲁克斯和被他用狂犬病疫苗救活，后来发现鼠疫杆菌的耶尔森的成果，他们俩分离出白喉杆菌。白喉在当时是一种常见的致死性疾病，在美国每年有20万人感染，其中大多数是青少年，造成15000人死亡。鲁克斯和耶尔森研究发现是白喉杆菌产生的毒素而不是白喉杆菌导致病人死亡。

在这个基础上，德国科学家埃米尔·冯·贝林在保罗·埃尔利希的帮助下，发现接种了白喉毒素的动物会产生抗体也就是抗毒素，这种抗毒素能够预防白喉。这是第一种预防细菌感染的方法。其后几十年，各种抗毒素纷纷问世，成为预防细菌感染的主要方法。冯·贝林因为这个成果获得第一届诺贝尔生理学或医学奖。如果按今天的标准，鲁克斯、耶尔森、埃尔利希，甚至和冯·贝林一起研究破伤风抗毒素的北里柴三郎，都有资格和冯·贝林一起分享诺贝尔奖，尤其是和冯·贝林一道研制出白喉抗血清的埃尔利希，但冯·贝林独占了研究成果，好在埃尔利希后来凭免疫学方面的成就也获得了诺贝尔奖。

又过了20多年，法国科学家加斯顿·雷蒙发现经过福尔马林灭活的白喉毒素能够使人体获得对白喉的终身免疫，因此研制出了白喉疫苗，之后按同样的办法研制出破伤风疫苗和百日咳疫苗。这三种疫苗使得美国每年死于白喉的人数从 15000 人下降到 5 人，死于破伤风的人数从 500 人下降到 15 人，死于百日咳的人数从 8000 人下降到 10 人。

之后，美国各药厂大肆生产这种用化合物灭活的疫苗，先将细菌大量生产后，用化合物进行灭活处理，然后把死细菌做成药片出售。这种疫苗被称为菌苗，有预防链球菌咽喉感染的，有预防粉刺、淋病、皮肤感染的，还有预防肺炎、脑膜炎、猩红热的，甚至还有预防肠道感染的。对于消费者来说，这些菌苗到处都能买到；对于厂家来说，这些菌苗生产起来很容易而且利润很高。这些菌苗有一个共同点，就是根本无效。但当时美国政府对菌苗的生产和销售没有任何规定和控制，药厂也无须证明自己生产的菌苗是真正有效的。

1954 年，西德格仑南苏公司将瑞士汽巴·嘉基药厂合成的一种化学物加热，生产出"抗生素"来，但发现这种东西不能杀菌。他们又将这种东西给动物注射，希望能够发现抗癌效果，结果还是无效。最后在一个小范围的试验中发现这种药能够让病人一觉睡到天亮。1957年 10 月 1 日，格仑南苏公司登出广告，声称这种药有促进睡眠的作用，非常安全，而且能够缓解怀孕早期的反应。对于最后一点，格仑南苏公司根本就没有做过临床检测。这种药被称为"沙利度胺"，中文的名字是"反应停"。

反应停问世后，在欧美和亚洲大受欢迎。但从 1960 年开始，出现了很多四肢畸形的婴儿，被证明和母亲服用反应停有关。一共有 24000 名胎儿受反应停所害，其中半数在出生前死亡。这起重大的药物副作用事件导致 1962 年美国进一步修改了《食品、药品和化妆品法案》，要求药厂在药物上市之前要证明它的有效性。此后，那些菌苗退出了市场，剩下的都是真正的细菌疫苗了。

在各种细菌感染中，科学家们最希望能研制成功的是肺炎疫苗。第一个研制出肺炎疫苗的是成功研制出伤寒疫苗的奥姆罗斯·赖特。赖特按照同样的办法，选择了一株肺炎杆菌，用化合物灭活后，于1911年开始给5万名南非金矿的矿工接种。1914年赖特发表文章宣称他的疫苗能够降低肺炎的发病率和死亡率。一年之后，其他科学家发现赖特的说法不正确，他的疫苗无效。

早在1910年，德国科学家就发现有两种肺炎杆菌，并且互相之间不能提供免疫保护。1913年，英国科学家在南非发现4种不同的肺炎杆菌，20年后，发现的肺炎杆菌的种类达到30种，到二战结束后达到40种，现在发现的肺炎杆菌的种类起码有90种。赖特那种只用一种肺炎杆菌制备疫苗的办法当然不可能有效了。

20世纪上半叶，对肺炎杆菌的研究取得了几项重要突破，发现了其多糖体荚膜，将多糖体给动物和人接种，可以预防肺炎杆菌性肺炎。在这个基础上，纽约大学的科林·麦克劳德选择了4种肺炎杆菌，将它们的多糖体制成疫苗，在二战期间，他在17000名新兵中进行了临床试验，发现在一场肺炎杆菌性肺炎流行中，这种疫苗是有效的。这是第一个有效的肺炎疫苗。施贵宝公司在这个疫苗的基础上进行了改进，选用了6种肺炎杆菌，并于20世纪40年代末期生产出肺炎疫苗。

但是，没有人买这种疫苗。

21 肺炎疫苗

磺胺问世后，世人对于传染病的态度从疫苗转移到了药物上，认为有了这种魔药，就可以一劳永逸，全面地解决细菌感染的问题，用不着费劲地一个细菌一个细菌做疫苗。磺胺之后是青霉素，人们认为进入抗生素时代后，肺炎很快就会被药物征服，因此施贵宝公司的肺炎疫苗这种不合时宜的东西根本无人问津，施贵宝公司这笔投资打了水漂，只好停产了事。

在那个时代，如果谁还想研究肺炎杆菌，会被认为落伍到了老古董、死脑筋的地步，细菌学家都一窝蜂地去搞抗生素。然而这种死脑筋还真有一个，就是麦克劳德的学生罗伯特·奥斯特恩。奥斯特恩出身医学世家，本人出自约翰·霍普金斯大学，特意到纽约投奔麦克劳德做细菌学家。

他在肯斯县医院建立了实验室，发现每年仍有400人因为肺炎杆菌性肺炎入院，说明尽管有了磺胺和抗生素，细菌性肺炎还存在着。他的同事们认为这是因为医院位于有很多穷人的纽约布鲁克林。奥斯特恩从 NIH 拿到资助，对全美各城市的医院进行调查，发现其他城市和肯斯县医院的情况一样，证明了细菌性肺炎并没有减少。

这样的研究一共进行了 10 年，奥斯特恩对大量的数据进行分析。

他将数据分成三组：用抗生素治疗过的，用抗血清治疗过的和没治疗过的。发现前两组确实能够挽救病人的生命，但对于重症病人则无效，对于那些得病后五天内死亡的病例，用药和不用药没有任何区别。

奥斯特恩用事实道出了一个不可回避的现实：对于重症肺炎，必须走预防为主的道路。

1970年，已经是宾州大学教授的奥斯特恩产生了继承老师麦克劳德事业的念头。他找到学校管理部门，询问自己能不能研制肺炎疫苗。校方的回答是只要你自己能搞到钱，随便你做什么。奥斯特恩从NIH申请到了基金，先找到常见的13种致病肺炎杆菌，把它们的荚膜提取出来，制成疫苗，然后说服礼来公司，将之生产出几千份。

下一步要找临床试验的地方，他选中了赖特试验肺炎疫苗的地方——肺炎多发的南非金矿。给南非最大的三家金矿的医疗负责人打了电话之后，奥斯特恩和妻子于1970年9月6日乘飞机前往南非，一下飞机吓了一跳，机场如临大敌，这才知道出大事了。就在同一天，恐怖分子一口气劫持了四架飞往纽约的班机。

经过一番波折，奥斯特恩的疫苗终于开始在南非最古老和最深的金矿进行临床试验，这里的肺炎流行情况和赖特在60多年前看到的相比没有什么变化。奥斯特恩决定用新来的矿工当试验者，因为这些人还没有接触到流行在矿山中的肺炎杆菌。但是矿山当局和矿工们并不情愿接种肺炎疫苗，奥斯特恩只好用脑膜炎疫苗作为诱饵。对于矿山当局来说，矿工得了肺炎，出钱给他们治病就是了，但如果得了脑膜炎则会死亡，这样就会造成恐慌，影响矿山的工作环境。就这样，奥斯特恩把矿工分成三组，接种脑膜炎疫苗的、接种肺炎疫苗的和对照组。

试验的结果很成功，肺炎疫苗使得接种者的肺炎发病率减少了

80%。奥斯特恩希望礼来公司能大规模生产这种疫苗，但礼来公司已经决定不再涉足疫苗生产，其他公司对奥斯特恩的疫苗也没有兴趣。眼看这种疫苗的下场还不如麦克劳德的疫苗，希勒曼站了出来，他说服了默克公司。1977 年，默克公司的第一代肺炎疫苗上市，这是用 14 种多糖体制备的。1983 年，默克公司的第二代肺炎疫苗上市，多糖体增加到 23 个，这是最复杂的疫苗。美国CDC①建议 65 岁以上的人群接种这种肺炎疫苗，以减少老年人死于肺炎的可能性。但肺炎疫苗并没有被广泛使用，全球每年还是有 200 万人死于肺炎杆菌感染。

希勒曼和默克公司研制成功的另外一种细菌疫苗是B型流感嗜血杆菌（Hib）疫苗，这种疫苗经常和流感疫苗混淆。这种杆菌能够导致严重的脑膜炎、肺炎、血液感染等，儿童常常因为感染了这种杆菌而死亡。

奥斯特恩制备疫苗的方法有一个缺陷，就是多糖体对婴儿无效，因为婴儿的免疫系统还没有发育完全，不能在多糖体的刺激下产生出抗体来。尤其是在 B 型流感嗜血杆菌感染上，病人有不少是婴儿，希勒曼只能用其他办法。20 世纪 70 年代末期，科学家将多糖体和一个蛋白连在一起，可以在婴儿身上产生抗体，使得默克和其他公司能研制出 B 型流感嗜血杆菌疫苗。到 20 世纪末期，美国儿童 B 型流感嗜血杆菌的感染率降低了 99%。

①美国疾控中心。

20 世纪下半叶是疫苗的时代，从脊髓灰质炎疫苗开始，多种疫苗相继问世并进行了广泛的人群接种，各国也制订了各种疫苗接种计划，从出生后开始进行阶段免疫，以预防一些严重的传染病。这种努力大大地降低了传染病的发生率和死亡率，尤其是婴幼儿的死亡率，使得人均寿命大大地提高。

2006 年，人乳头状瘤病毒疫苗研制成功，这种疫苗可以预防宫颈癌。每年死于宫颈癌的妇女有 30 万。这种疫苗是继乙肝疫苗之后的第二种肿瘤疫苗。2000 年，新型肺炎疫苗上市，使得儿童肺炎和血液感染下降了 75%。2006 年，轮状病毒疫苗问世。这种病毒每年在全球范围内杀死 60 万儿童。这些新疫苗都是采取基因工程的方法研制出来的，比以前的疫苗更为安全和有效。

1974 年，WHO 开展全球免疫行动，使得发展中国家的疫苗接种率从 5% 上升到 40%，其中最成功的是因麻疹死亡的人数从每年 800 万下降到不足 50 万。

目前美国的计划免疫包括 12 种疫苗，其中两种是三联疫苗，即白喉/百日咳/破伤风疫苗和麻疹/腮腺炎/风疹疫苗，其余 10 种疫苗是甲肝疫苗、乙肝疫苗、B 型流感嗜血杆菌疫苗、肺炎疫苗、脑膜炎疫苗、流感疫苗、水痘疫苗、脊髓灰质炎疫苗、人乳头状瘤病毒疫苗和轮状病毒疫苗。中国的计划免疫中不包括B型流感嗜血杆菌疫苗、流感疫苗、水痘疫苗、肺炎疫苗、人乳头状瘤病毒疫苗和轮状病毒疫苗，但多了结核疫苗和日本脑膜炎疫苗。

在美国计划免疫的 12 种疫苗中，希勒曼研制出了 7 种之多，即麻疹和腮腺炎疫苗、甲肝疫苗、乙肝疫苗、水痘疫苗、脑膜炎疫苗、肺炎疫苗和 B 型流感嗜血杆菌疫苗，他是历史上最成功的疫苗学家，被认为是历史上救人最多的科学家。

但是，和沙克、沙宾等疫苗专家一样，希勒曼虽然获得诸多奖项，但始终和诺贝尔奖无缘。希勒曼认为乙肝疫苗是自己平生最大的成就，但澳大利亚抗原并不是他发现的，而且布隆伯格已经凭着这项发现获得了诺贝尔奖。希勒曼称得上单独发现的是 SV40 病毒，但这种病毒始终没有被证明能够在人类中致病。能够被诺贝尔奖认可的是干扰素的纯化和应用。

2004 年，希勒曼已经垂垂老矣，他的一些朋友知道他来日无多，便用希勒曼在干扰素上的成果努力游说诺贝尔奖委员会，希望能为他争取到这最后的机会。但诺贝尔奖委员会的一位关键人物指出，诺贝尔医学奖不应该给予一个一直在公司任职的人。希勒曼虽然是宾州大学的终身教授，但那是荣誉性质的。几个月后希勒曼去世。

用疫苗对抗微生物，这条路从琴纳开始，人类走得非常辛苦，而且前途越来越不明朗。

疫苗是人类掌握的第一个对抗微生物传染病的手段，但人类一度把希望寄托在药物上，其原因就是致病微生物太多。疫苗虽然是终极手段，但一来不知道哪年哪月能完成，二来疫苗稍微多起来之后，就有麻烦了。

半个世纪之前，能够供人们接种的疫苗只有4个，天花疫苗、破伤风疫苗、百日咳疫苗和白喉疫苗，在美国，4种疫苗加起来的价格不到2美元，人们自己出钱，大约有40％的儿童接种了这些疫苗。20年后，疫苗变成7个，天花疫苗不用接种了，新出现了脊髓灰质炎疫苗、麻疹疫苗、腮腺炎疫苗和风疹疫苗，加起来价格不到50美元，还是自己出钱，接种率达到70％。再过20年，有了10种病毒的疫苗，总价格上百了，超过了一些人的承受能力，但因政府的介入，加上保险公司支付，使得接种率仍达到90％。今天共有16种病毒的疫苗，价格加起来上千，联邦政府和保险公司为此每年支出30亿美元，虽然听起来很多，但只占美国每年健康总支出的千分之一。

从这些数字上能够看出预防为主的意义，保险公司之所以心甘情愿地给投保人出钱接种疫苗，是因为这是一笔小钱，接种疫苗后就不会得相关传染病，否则即便只有百分之几的人得病，治疗费用也会远远地超过疫苗的费用。

但是，这是不是说我们就这样继续下去，每出一个新的有效的疫苗就要列到计划免疫的名单之中呢？

现在化学物的污染很严重，评价污染通常都是一个化学物质一个化学物质地进行毒性试验，很少将两种以上的化学物质一起试验，然而有关多种化学物质污染的试验结果表明化学污染并不是1加1等于2，而是1加1等于1000。两种化学污染物都存在的话，毒性会增加上千倍。疫苗对人类也是异物，一种疫苗是安全的，但我们现在要接种10种以上的疫苗，这些疫苗同时存在，其安全性到底怎么样？疫苗的安全性要靠长期观察，疫苗发挥的是一种生化和免疫作用，因此其安全性就不仅仅是有没有毒性那么简单，还有间接性的、长期的损害等方面的考虑。

反疫苗的势力从琴纳的时代起就一直存在着，直到现在，还有人认为天花疫苗是人类的一个悲剧，是今天世界上饥荒的根源，人们没有死于天花，却死于饥饿。是不是天花疫苗导致自然调节的失衡？

疫苗越来越多，在实际应用上也有问题，不仅品种繁多，很多疫苗还要接种几次，对于大规模人群接种来说，频繁地接种越来越不现实，可是为了预防传染病，又应该接种这些疫苗。为了解决这个问题，科学家想出一个主意，把几种疫苗放在一起，研制出三联疫苗来，这样一次接种就相当于三次接种。这种三联疫苗有两种，一种是 DTP（白喉/百日咳/破伤风）疫苗，另外一种是 MMR（麻疹/腮腺炎/风疹）疫苗。其后陆续出现了其他联合疫苗，但并没有彻底替代单一疫苗。制备联合疫苗是解决疫苗品种越来越多的一个好办法，但没有想到反而出现了很多事故。

1972 年，美国政府的生物安全处从 NIH 并入 FDA，编制 260 人，预算 600 万美元。国会就流感疫苗举行了为期五天的听证会，结论是美国市场上出售的流感疫苗比无效好不了多少，另外一个问题是对疫苗缺乏管理，75 种无效甚至有毒的生物产品的许可证还没有被吊销。

1976 年的猪流感疫苗事件充分暴露了美国疫苗安全性的问题。卡特政府上台后，大力推行全国免疫接种计划，却忽视了疫苗的安全性。疫苗的安全问题只能靠打官司解决，而且受害人很难打赢。

1947 年，儿童用白喉/破伤风联合类毒素获得许可，1949 年，加上了百日咳。1953 年成人用白喉/破伤风联合类毒素获得许可。这个疫苗的问题在百日咳上。

百日咳是一种由细菌感染造成的上呼吸道疾病，细菌释放的毒素对呼吸道产生长期的作用，最长的达到 3 个月，所以叫百日咳。从 1922 年到 1931 年，美国共有 170 万例百日咳病例，导致 73000 人死亡，以儿童为主。1906 年致病菌被分离成功。从 1914 年到 1931 年，很多种百日咳疫苗问世，但无一有效。

1939 年，密歇根州卫生局的两位女科学家采取对带菌活细胞进行

《柳叶刀》是 1823 年爱思唯尔（Elsevier）出版公司出版的杂志。1823 年由托马斯·魏克莱（Thomas Wakley）所创刊，他以外科手术刀"柳叶刀"（Lancet）的名称来为这份刊物命名，"Lancet"在英语中也有"尖顶穹窗"的意思，寓意期刊立志成为"照亮医界的明窗"。

苯酚灭活的办法制备出百日咳疫苗，在 4212 名儿童中进行试验，对照组出现 348 例百日咳，接种疫苗组只有 52 例，之后便开始 DTP 疫苗的研制。

因为使用带菌的活细胞，无论怎样灭活，百日咳疫苗的安全性始终是一个问题，而且这种百日咳疫苗成本很低，只有 5 美分一剂，各药厂也没有劲头研制新一代疫苗。于是百日咳疫苗的安全问题一直不断出现，1962 年，默克公司因为担心官司而停产这种疫苗。同一年礼来公司研制出非细胞疫苗，10 年后占据了 20% 到 50% 的市场，其他公司纷纷开始研制非细胞疫苗，使得 DTP 疫苗的安全性大大地改善。

对于 MMR 疫苗来说，则是另外一番景象了。

20 世纪 60 年代末，莫里斯·希勒曼开始将自己研制的麻疹和腮腺炎疫苗，加上风疹疫苗合并在一起。制备这种疫苗并不是简单地把三种疫苗合在一起，而是要认真检测三种疫苗的用量，确保对三种病毒感染都有效，而且安全。1971 年，默克公司将希勒曼的 MMR 疫苗在美国上市，1988 年在英国上市。

10 年以后，1998 年 2 月，伦敦的皇家自由医院召开新闻发布会，宣布一项即将在著名的《柳叶刀》杂志上发表的研究成果。会议室里挤满了记者，5 名医生包括医学院院长到场，站在中间的是文章的主要作者安德鲁·威克菲尔德。

威克菲尔德宣布，8 名英国儿童在接种 MMR 疫苗后出现自闭症和肠道问题，因此他认为 MMR 疫苗中的麻疹疫苗损伤了肠道，使得孩子们腹痛和腹泻。因为肠道不再能够提供应有的保护，结果有害蛋白进入孩子们的血液，到脑部后导致了自闭症。

自闭症的儿童有严重的交流问题，这个病在 20 世纪 80 年代开始广为人知。患儿在 1 岁到 2 岁之间出现自闭症症状，而 MMR 疫苗正是在 1 岁生日之后接种的。英国当时 90% 的儿童都接种了 MMR 疫苗，这一下自闭症儿童的家长们炸了。

威克菲尔德的研究非常粗糙。他并没有证据证明有害蛋白究竟是什么，没有解释为什么在手臂接种的麻疹疫苗能够损害肠道，也没有解释为什么麻疹疫苗单独接种就没有问题，偏偏在 MMR 疫苗中就有问题，最关键的是他没有比较接种 MMR 疫苗的儿童和没有接种 MMR 疫苗的儿童自闭症发病率的区别。他的研究是一种媒体喜闻乐见的阴谋论的研究，这个阴谋论指向了疫苗业的巨人莫里斯·希勒曼。

威克菲尔德的结果听起来很有道理，得自闭症的儿童都是几个月前刚接种过 MMR 疫苗的，问题是不得自闭症的儿童也是几个月前刚接种了 MMR 疫苗的，这是计划免疫，大家都接种了。有一个很好的例子说明了这一点，在费城，有一位护士正要给一个四个月大的婴儿接种疫苗，孩子突然犯了癫痫，因为孩子有癫痫的家族史。如果这个孩子晚几分钟犯病，护士已经接种了疫苗，家长和其他人就会认为是疫苗引起了癫痫。

《柳叶刀》是一本非常严肃的科学杂志，因此威克菲尔德在文章中承认他没有证明自己的假说，没有找到麻疹疫苗、腮腺炎疫苗和风疹疫苗与自闭症症状之间的联系。但是在新闻发布会上，威克菲尔德没有提到这一点，而是认为这三种疫苗不应该一起接种，而应该像以前那样分开接种。

在此之前，英国刚刚发生疯牛病风波，威克菲尔德在新闻发布会上把矛头指向英国的卫生官员，认为他们宁愿让一小部分儿童得自闭症，也要保证所有的儿童不得传染病，也就是群体暴力般地牺牲了这些自闭症儿童的利益。这一下，英国的媒体开锅了，自闭症儿童的家长恍然大悟，原来不是自己的孩子有问题，都是让疫苗害的。以至于首相托尼·布莱尔都不敢说自己的儿子是否接种过MMR疫苗，托辞说这是隐私。

很多还没有接种MMR疫苗的儿童的家长拒绝接种这种疫苗，在新闻发布会后的几个月内，10万名家长选择不给自己的孩子接种，结果导致英国和爱尔兰的麻疹大暴发。那些因为没有接种MMR疫苗而得了麻疹的孩子们的家长这才意识到疫苗的重要性，但已经太晚了。

威克菲尔德的研究在美国也引起了巨大的反响。2000年4月12日，国会政府改革委员会主席丹·波顿宣布对疫苗安全进行调查，得到了反疫苗运动者的大力支持。威克菲尔德在听证会上介绍了接种MMR疫苗后出现自闭症症状的情况，爱尔兰病毒学家约翰·奥瑞林做证在儿童的肠道中发现麻疹病毒蛋白。波顿觉得应该能做出结论了。

但是，其他人不这样认为。其他科学家无法重复奥瑞林的结果，一些人干脆认为他的结果是编的。和威克菲尔德在同一所医院工作的流行病学家布兰特·泰勒做证指出接种了MMR疫苗的儿童的自闭症发病率和没有接种MMR疫苗的儿童的自闭症发病率没有区别。

听到这里，波顿觉得不对劲了，拿起反疫苗组织给他的一份材料，里面说疫苗专家们常常在统计上耍花招，便自作聪明地问了泰勒一个问题："你是不是排除了一部分自闭症病例？"

泰勒回答："没有，所有的病例都进行了统计。"

波顿哑口无言，这才想起来他事先根本没有读过威克菲尔德和泰勒的报告。

他的政治对手不会放过这个机会的，委员会中的民主党议员亨利·韦克斯曼指出本次听证会有问题，关键在于主席先生有先入为主的看法。建议不要再听证了，由国会来判定科学的真相是不正确的，应该经过科学化的程序来做出结论。

除了波顿外，还有其他议员对此感兴趣，美国的媒体更是钟爱这个话题。各大媒体很快得出结论——MMR疫苗导致自闭症。

所谓千夫所指，其人必死。MMR疫苗成了过街老鼠，希勒曼的一世英名就要毁于一旦了。

威克菲尔德的一块石头激起了千层浪，美国、英国、丹麦、芬兰和其他国家的科学家、流行病学家和卫生部门在其后的几年中进行了大规模的疫苗与自闭症相关性的研究，一共有14组科学家调查了60万名儿童，他们的结果是一致的：接种MMR疫苗与否和自闭症的发病率没有关系，也就是说自闭症不是MMR疫苗造成的。不接种MMR疫苗并不能降低得自闭症的可能性，反而增加了得麻疹、腮腺炎和风疹的危险性，这甚至是致命的危险。威克菲尔德的假设被完全否定了。

2004年2月，伦敦的一位记者布莱恩·迪亚发现威克菲尔德在《柳叶刀》上发表的文章有几处疑点，其中最重要的一点是关于这项研究的资助者。在文章中，威克菲尔德说这项研究是由皇家自由汉普斯德特NHS信托基金会的一些特殊信托人和儿童医学基金会资助的，但是他没有列出这项研究最大的资助者。这名大金主是一名律师，叫罗伯特·伯尔，出了55000英镑。

一名律师为什么这么热衷科学研究？

因为威克菲尔德研究的8名自闭症儿童中的5名是伯尔的顾客，他正在为这5名儿童的父母打官司，希望能拿到赔偿，如果威克菲尔德能够证明MMR疫苗和自闭症有关的话，这些父母就能起诉药厂。威克菲尔德并没有将这件事告诉自己的同事和《柳叶刀》的编辑。

另外一个类似的疑点是威克菲尔德声称这些儿童的自闭症都是在入院的时候被他发现的，但其实是伯尔告诉他的。然后威克菲尔德从孩子的父母们那里拿到孩子的病史，放到他的研究报告中去。他的文章发表后，几百个有自闭症儿童的家庭在伦敦对药厂提出诉讼，其中很多是伯尔的顾客。

还有一点，威克菲尔德声称这项研究得到伦理委员会的批准，可是伦理委员会根本就没有批准。后来威克菲尔德告诉伦理委员会，无论孩子有没有自闭症，他都进行了各种试验，实际上他只对有自闭症的儿童进行了试验，以用于打官司。

在一次记者招待会上，媒体就此质问威克菲尔德，威克菲尔德承认伯尔出了钱，而且没有告诉《柳叶刀》这个研究背后的利益关系。

柳叶刀杂志社得知后非常震惊，认为如果事先知道这个消息的话，这篇文章是不会被刊发的。这篇文章的其他作者也表示愤慨，2004 年 9 月，13 名合作者中的 10 名联名在《柳叶刀》上声明撤销对威克菲尔德的支持，同意 MMR 疫苗和自闭症没有关系。

最后，皇家自由医院开除了威克菲尔德，英国医学总会对他提出控告，最后吊销了他的行医执照。威克菲尔德逃到了美国，先在佛罗里达工作，后来到了得克萨斯，经常发表讲演，强调疫苗的危险性。许多孩子因为他的"研究"而没有接种 MMR 疫苗，从而得了麻疹，甚至因此而死亡。

但是，这个科学验证的结果并没有被喜欢阴谋论的媒体报道，加上反疫苗组织的挑唆，威克菲尔德在很多人眼中成了英雄，标榜他一个人和搞阴谋的政府和科学界做斗争。疫苗导致自闭症的说法也因此还很有市场，还有不少人因为害怕自闭症而拒绝给自己的孩子接种 MMR 疫苗。

另外一个突破点

不过对于反疫苗运动者来说,威克菲尔德的假设已经用不上了,必须找另外的理论和证据。既然威克菲尔德使得自闭症成为疫苗安全的热点,他们就继续在自闭症上下功夫。很快他们找到了另外一个突破口,还是和希勒曼有关,内容是硫汞撒,这是一些疫苗中使用的保护剂。从名字就知道,这东西含有汞。汞是金属污染的主角,疫苗里面有汞,这还了得,自闭症就是这么得的!

硫汞撒是20世纪30年代时加到疫苗中去的。早先,疫苗都是大批量包装的,通常10份包装在一起,这样可以大大地降低成本。医生将疫苗储存在办公室的冰箱里,使用的时候用注射器吸出一份的量,接种在接种者的胳膊上。这样做有一个问题:在很多情况下医生或者护士没有做好无菌的准备,导致疫苗被污染了,等到第8位、第9位或者第10位接种者接种的时候,就有可能导致接种部位出现细菌感染,严重者甚至会死亡。在美国,20世纪前20年,因为这种情况而死亡的儿童有60个。

当时,科学家发现当有少量汞存在时,细菌的生长会受到抑制,同时也了解到大量的甲基汞对脑部有永久损害,少量则没有影响。但为了安全起见,药厂使用了环境中不存在的乙基汞,因为这种汞比甲基汞能更快地被身体排泄出去，几十年前常用的局部杀菌剂红汞就是用这类汞做的。加入硫汞撒后，因为疫苗污染造成的细菌感染便彻底消失了。

这种做法延续了70年，到1997年，因为要接种的疫苗越来越多，其中的汞加起来的量对于婴儿来说到了值得重新考虑的程度，于是国会通过了FDA现代化法案，要求FDA罗列药品和食品中的汞含量并对其进行质量分析，其中包括疫苗。

FDA分析的结果是新生儿可以承受187.5毫克的汞。这样的结论政府部门也不敢贸然相信，便立刻查找联邦政府关于乙基汞的安全标准，但联邦政府只有甲基汞的安全标准。于是政府部门只能借用甲基汞的安全标准，反正乙基汞比甲基汞更容易被身体清除。可是管安全标准的部门有三家，FDA、环境保护署（EPA）和有毒物疾病注册局（AT-SDR）。他们拿着FDA分析出的187.5毫克标准去比较，发现疫苗中的汞含量加起来在FDA和ATSDR的安全标准范围内，但超出EPA的安全标准两倍。再去问美国儿科协会和联邦公共卫生局，对方一听FDA的标准超出EPA安全标准两倍，都觉得不可思议。这两家机构于1999年10月发布声明，从维持公众对免疫的信心的角度，要求尽快将硫汞撒从疫苗中去掉。当然同时声明这样建议不是因为硫汞撒有害，而是为了疫苗更安全。

对于两家机构的要求，药厂没有什么异议，很快将硫汞撒从疫苗中去掉，因为此时已经有了更好的防止细菌生长的办法。

政府和药厂雷厉风行，这样做是为了防患于未然，也干得很不错，可是在一些人眼里，这不是此地无银三百两吗？如果硫汞撒一点儿问题都没有，为什么从政府到药厂这么齐心协力地要将之从疫苗里去掉？

这里面肯定有鬼。

因为认为政府和药厂有阴谋，有些人并不会轻易相信政府的声明，而且慢慢地建立联合阵线，几股很有能力的势力因这件事而联合起来。

自闭症儿童的家长更是怀疑这和自闭症有关系，如果自闭症是汞造成的，那么采取化学手段把身体中的汞排除掉，就有可能治好自闭症。

那些苍蝇般的律师也围了上来，认为这是赚大钱的好机会。如果能够证明是疫苗中的汞导致了自闭症，而且药厂明知疫苗中的汞含量超过联邦安全标准的话，那么每年被诊断出的上万名自闭症儿童，都可以把账算在疫苗接种的头上，这样一来打官司赢来的钱是要以10亿美元来计算的，这笔钱律师起码拿一半，他们梦里想起来都会笑出声。

媒体也很兴奋。为了收视率，媒体最喜欢这种阴谋论的话题，要是当和谐社会的应声虫的话，就没有什么人愿意看了。硫汞撒与自闭症要真的是一个大阴谋的话，能卖多少报纸和广告呀！

还有一股势力是政治家们。在美国当政治家要有反骨，敢于和政府对着干才能快速出道，起码能够多上镜亮相，而且这件事干起来没有什么风险，硫汞撒已经不在疫苗里面了，政治家要干的就是呼吁严禁在疫苗里加汞而已。

肯尼迪家族的人在这方面最有本事，小罗伯特·肯尼迪在一帮律师的支持下写文章指责药厂、医生和公共卫生官员一起隐瞒真相。当时的加州州长阿诺·施瓦辛格成为第一个禁止带硫汞撒的疫苗在本州销售的州长，由于当时不含硫汞撒的流感疫苗数量不够，导致加州闹起了流感疫苗荒。

此时作家也没闲着，一本关于硫汞撒和自闭症关系的书成了畅销书，使得硫汞撒导致自闭症的说法深入人心。这样一来律师们开始动手了，多达 350 件诉讼出现在联邦和州法庭，总赔偿金额超过 10 亿美元，药厂为此已经花了数亿美元的律师费，这些钱最终要成为药品费用，转嫁到消费者身上。

基于这个理论，医生们开始使用能够和汞结合的化合物，希望能够治疗自闭症。2005 年 4 月 3 日，一名 5 岁的小男孩在医生那里接受了汞结合剂乙二胺四乙酸的治疗后出现心脏病症状而死亡。每年有上万名自闭症儿童接受这种治疗，这种疗法从来没有被证明是有效的，也没有被 FDA 批准。

26 艰难

希勒曼又一次受到牵连，华府的一位律师公布了他搞到的 20 世纪 90 年代初希勒曼写给默克公司疫苗主管戈登·道格拉斯的一份报告。在这份报告中，希勒曼提到疫苗中的汞含量太多了。律师们将此作为证据来证明药厂已经知道有问题了。

然而，这份报告是希勒曼出于谨慎的考虑而做出的，他当时并不知道疫苗里的汞是否有害，只是向上级提醒一下。之后，他做了进一步的分析和了解，认定这些汞是无害的。

自然界里面的汞是由于火山爆发、烧煤或者水流冲刷岩石等以无机汞的形式释放到环境中去的，在土壤中由细菌将之转换成有机汞也就是甲基汞，甲基汞进入水源和食物链，遍布人类所生活的环境，这是无法避免的。比如在母亲的奶水里就有甲基汞，新生儿在头 6 个月会吸收 360 毫克的甲基汞，要比从疫苗中接受的汞的量多一倍。这么多的甲基汞都不足以造成损害，疫苗里的乙基汞怎么会有害，所以希勒曼认为疫苗中的硫汞撒是无害的。好心无好报，希勒曼非常后悔写过这份报告。

关于硫汞撒和自闭症的关系还得靠流行病学资料来证明，最好的证据不外是比较接种含硫汞撒的疫苗与没有接种含硫汞撒疫苗的两组儿童之间自闭症发病率的区别。全球为此进行了五项研究，发现两组儿童的自闭症发病率没有区别，结论是硫汞撒不会引起自闭症。其中加拿大在 1987 年到 1998 年之间的研究最有说服力：1987 年到 1991 年之间，婴儿因为疫苗接种而接受了 125 毫克的硫汞撒，1992 年到 1995 年，硫汞撒的量增加到 225 毫克，1996 年后疫苗里不再含有硫汞撒。如果硫汞撒能够引起自闭症的话，1992 年到 1995 年之间出生的孩子的自闭症发病率会最高，可是流行病学调查发现，偏偏 1995 年后出生的孩子的自闭症发病率最高，这些孩子都没有接种过含有硫汞撒的疫苗。丹麦的流行病学研究结果也证实了这一点，丹麦于 1991 年后不再使用硫汞撒，可是自闭症发病率反而越来越高。

对这种现象又应该怎么解释？这是因为医学界对自闭症的诊断标准改变了，原来不算自闭症的现在都算了。从科学上讲，硫汞撒不会导致自闭症，但所有的官司并没有结束，也使得硫汞撒还是所谓的阴谋论的焦点之一。

疫苗接种如同卫生防疫工作一样，有成绩没人看得到，出了差错就满城风雨。就拿脊髓灰质炎疫苗来说，在美国就要进入脊髓灰质炎大流行的时候，脊髓灰质炎疫苗成功地消灭了脊髓灰质炎，但没有经过那个年代的人则认为这一切都是正常的，没有意识到科学的力量。疫苗的安全性确实是一个严重的问题，但绝对没有严重到足以否定疫苗的程度。再拿 Hib 疫苗来说。在这种疫苗应用之前，每年全美有上万名儿童得脑膜炎，其中很多人失明、失聪或者留下了智力缺陷，现在每年全美只有不到 50 名儿童患病，这完全是疫苗的功劳。

疫苗的应用还要承受宗教界和保守组织的压力，人乳头状瘤病毒疫苗就是一个典型的例子。在美国，每年有大约 1 万名妇女得宫颈癌，导致 4000 人死亡。宫颈癌和人乳头状瘤病毒感染有直接的关系，因此如果能够预防人乳头状瘤病毒感染，就能够预防宫颈癌，从这个思路出发，人乳头状瘤病毒疫苗研制成功。

人乳头状瘤病毒是通过性交途径传播的，因此这种疫苗如果给成年妇女接种可能就太晚了，要保证万无一失的话，必须在少女时代接种，正是这一点，引起了巨大的反响。在宗教人士和保守人士眼中，既然这种病毒是通过性交传染的，那么教育少女们洁身自好，成年人杜绝婚外性行为，就能够不被人乳头状瘤病毒感染，也就用不着打疫苗。对于教会和保守主义人士来说，这正是他们做人的宗旨，要靠道德而不是科学保护自己。而给少女们接种这种疫苗，甚至要求少男们也接种这种疫苗，在他们眼中是变相鼓励他们性交。

疫苗的研制和生产面临着的另外一个问题是药厂不愿意干。1957年，全美有 26 家药厂生产疫苗，到 1980 年减少到 17 家，现在只有 5家，占了 85% 的市场，而且其中还有只生产部分疫苗的厂家。如果这种情况发生在其他行业，有关部门就该考虑是不是要研究一下反垄断法了，因为长此以往就会产生垄断了。但美国有关部门对此毫不担心，因为药厂不生产疫苗不是因为竞争不过，而是自己不愿意干了。

疫苗里面总收益最大的是肺炎疫苗，一年的收益有 20 亿美元，听起来很多，但药厂如果成功地开发了一种药物，每年能够赚 70 亿美元，最赚钱的是降低胆固醇的 LIPITOR，一年赚 130 亿美元，超过全球疫苗生产的利润总和。药厂研制生产疫苗和研制生产药物的支出是一样的，干吗不去研制和生产药物？从 1998 年以来，美国 16 种推荐接种的疫苗中有 10 种短缺，导致一些儿童没有疫苗接种。

当然生产疫苗也有其优势，疫苗的用量很大，销量有保障，而且专利失效后也不用担心，因为很少有厂家能够生产疫苗。一种新疫苗问世，每年利润稳定在 5 亿美元到 10 亿美元之间，人乳头状瘤病毒疫苗的年利润超过 20 亿，因此使得一些药厂还在继续研制和生产疫苗。

27 未来不可预测

如果真的有一天，疫苗都没有了，会是什么情况？目前免疫接种的疫苗所针对的病毒和细菌中的大部分并没有消失，之所以不再是严重的健康威胁，是因为绝大部分人都接种了疫苗，特别是儿童。一旦不接种疫苗了，就会出现传染病大规模的流行，尤其在儿童之中。

首先是白喉。白喉疫苗之所以那么匆匆上市，就是因为当年白喉是婴幼儿死亡的一个主要原因，美国每年有8000名儿童死于白喉。感染白喉后并没有有效的药物，如果不再接种白喉疫苗的话，每年会有上万名儿童死于白喉。英国在20世纪70年代白喉疫苗的接种率从80%下降到30%，导致10万名儿童得了白喉，70名儿童死亡。这还仅仅是几年内，如果彻底不接种疫苗了，后果不堪设想。

另外一个是麻疹。美国的麻疹因为疫苗的接种于2000年灭绝了，但在全球范围内麻疹病例还很多。虽然一些国际组织正在进行全球消灭麻疹行动，但这并不是短时期内可以完成的。每年还有超过10万人死于麻疹，感染者以千万计，继续进行麻疹疫苗的接种工作非常重要，否则就会使得麻疹死灰复燃，全球灭绝麻疹行动也就不可能成功。由于反疫苗运动的兴起，美国的麻疹死而复生，到2019年已经星火燎原，到处流行，全球麻疹流行的局势更为严重。

　　美国有一些科学精英在疫苗接种上采取很自私的举动，他们不让自己的孩子接种疫苗，这样做并不是因为不相信疫苗，而是出于安全性的考虑。对于整个人群来说，并不一定要每个人都接种疫苗，只要疫苗的接种率达到一定程度，比如90%以上，传染病就会因为没有足够的无相应免疫力的对象而无法传播。这些精英的做法是基于其他人都接种了疫苗，他们的孩子虽然不接种，也能够获得保护的考虑。但是这样一来，就留下了隐患，这些儿童是传染病的易感人群，这么想的人如果多起来，加上那些因为其他原因而反疫苗的人，整个社会的安全性就会受到影响。

　　腮腺炎病毒、风疹病毒等传染病病原也在环境中存在，一旦人群疫苗接种率下降，就会成为严重的健康威胁。因为对MMR疫苗有疑问，英国的MMR疫苗接种率不足，导致2006年腮腺炎流行，多达7万人生病。这次流行也波及了美国，在中西部州造成4000例腮腺炎，大约30人出现癫痫、脑膜炎和失聪症状。

　　现在脊髓灰质炎病例已经见不到了，但只要接种停止10年，脊髓灰质炎就会卷土重来。1978年和1992年，荷兰的一个拒绝接种脊髓灰质炎疫苗的教派的教民中两次暴发脊髓灰质炎流行，导致数名儿童残疾。幸好周围社区的儿童脊髓灰质炎疫苗接种率达到98%，这次流行只局限于这类教民之中。

　　破伤风也一样，苏联解体期间，社会动荡，疫苗供应不足，免疫接种工作受到影响，很快就出现5万例破伤风。

　　一些地区，比如非洲，疫苗接种率没有达到一定的水平，所以能够被疫苗预防的传染病的流行依然很严重。这就足以告诫我们，疫苗虽然不是万能的，但确实是人类不可缺少的生物武器。

病毒学发展起来之后，病毒不断地被发现，但也不过几千种，和几乎数不清的细菌的种类相比要差得远。新的病毒还在不断地被发现，越来越多的疾病也被发现和病毒感染有关，但这种病毒和疾病的相关性大多数类似于肿瘤的情况，属于不平衡导致的。在正常情况下病毒的存在起码是无害的，只有在异常的情况下才会致病。

病毒性疾病依然是对现代医学的严峻考验，或者说病毒学还没有出现自己的黄金时代，在一定程度上还在探索之中，其主要原因是病毒的高度变异性。病毒是一种很古老的生物，因此是很低级的生物，其特点之一就是基因的不稳定性，在复制的过程中很容易出现错误。正是这种不稳定性成为某些病毒在宿主中生存的最有力的武器，人类的免疫系统对此一筹莫展。刚刚把病毒的形象列入另册，病毒已经变异了，不是原来那个形象了，钻了免疫防疫的空子，流感病毒疫苗和艾滋病病毒疫苗就是因为这个原因而迟迟不能问世。

这些成为烈性传染源的病毒都不是和人类一起进化的病毒，和成为烈性传染源的细菌一样，都是外来的，也同样来自动物。艾滋病病毒是从动物病毒变异成人类病毒的，流感病毒则在人类病毒和动物病毒之间不断地杂交。对付病毒的一大难处就在于它们的动物宿主，例如对付禽流感病毒，是不可能给全球每一只野鸟都接种禽流感疫苗的，因此就没有彻底控制的可能。

艾滋病、SARS、禽流感与猪流感，都是动物病毒进入人体所引起的烈性传染病，随着地球生存环境的不断恶化，人类被动物病毒入侵的情况还会继续发生，新的病毒性传染病也会继续出现，人类和病毒之间的战争也许才刚刚开始。